远离骨关节炎
健康活过100

主编
宓轶群 | 翁伟民

执行主编
郭跃武

上海科学技术出版社

图书在版编目（CIP）数据

远离骨关节炎，健康活过100岁 / 宓轶群，翁伟民主编. -- 上海 : 上海科学技术出版社，2020.7
ISBN 978-7-5478-4961-3

Ⅰ. ①远… Ⅱ. ①宓… ②翁… Ⅲ. ①关节炎－防治 Ⅳ. ①R684.3

中国版本图书馆CIP数据核字(2020)第096010号

本书出版由上海市徐汇区卫生和计划生育委员会重要疾病联合攻关项目（编号：XHLHGG201802）、上海市卫生和计划生育委员会中医药科技创新项目（编号：ZYKC201701006）支持。

远离骨关节炎，健康活过 100 岁

主编　宓轶群　翁伟民

执行主编　郭跃武

上海世纪出版（集团）有限公司
上海 科 学 技 术 出 版 社　出版、发行

（上海钦州南路 71 号　邮政编码 200235　www.sstp.cn）

上海雅昌艺术印刷有限公司印刷
开本 787×1092　1/16　印张 11.5　字数：150 千字
2020 年 7 月第 1 版　2020 年 7 月第 1 次印刷
ISBN 978-7-5478-4961-3/R·2109
定价：36.00 元

内容提要

本书通过具体的病例引导，系统地介绍了骨关节炎的发生与发展、诊断、治疗、康复锻炼以及中医治疗和食疗等，提供了较为全面的预防、诊断和治疗知识。针对骨关节炎的特点，本书强调全程、个体化、持续性医疗照护的必要性和先进理念，希望帮助骨关节炎患者学会自我管理，增加治疗和康复的依从性，改善关节功能，提高生活质量。

作者名单

主 编

宓轶群　翁伟民

执行主编

郭跃武

主 审

赵金忠　吴耀持

编 委

（以姓氏笔画为序）

王　宁	王华敏	王青青	王善智	邓佳南	史　敏	付雯琴
吕奇玮	刚嘉鸿	朱振忠	华　宇	杜　杰	李　宁	李　瑛
李佳莹	李维维	吴耀持	应盛国	闵友江	沈龙祥	张　频
陈　一	陈海冰	陈颖棋	陈薇薇	周　玲	周建华	宓轶群
赵金忠	赵媛媛	施忠民	施慧鹏	袁林辉	钱　燕	徐才祺
翁伟民	凌　枫	郭跃武	彭晓春	彭文波	蒋　佳	韩晓冬
					谢雪涛	薛　勤

序言

骨关节炎是骨科及运动医学领域最常见的退行性疾病之一，是一种有着多种致病原因和病理机制、存在阶段性和多样性临床表现的慢性骨关节病。随着人口老龄化的加剧，骨关节炎的患病率在逐渐增加，可导致患者各关节运动功能的下降，对生活质量造成明显影响。近年，因为骨关节炎而接受不同程度治疗的患者群体在不断增大。

目前，临床上针对骨关节炎的预防和治疗模式还不成体系：不同级别医疗单位各自为政；不同学科各自划块；患者的主动参与度低。要真正对骨关节炎进行有效的阶段化综合治疗，需要各级别的医疗单位以及各学科通力合作，更需要患者增加对骨关节炎的了解并积极参与，从而在疾病的发生与发展的全过程中，形成立体化的预防和诊治体系。例如在膝骨关节炎的阶梯治疗中，该体系既包括疾病预防和早期的非手术治疗，也包括中期的微创和其他保膝手术治疗，同时也包括晚期的关节置换手术治疗以及围手术期的康复指导。只有采用这种立体化的综合性预防和诊治模式，才能满足大健康卫生经济学的标准，满足广大人民群众防病、治病的需求。让我们倍感欣慰的是，我国不仅有现代化的西医诊治体系，更储备了丰富防病、治病经验的中医治疗体系，从而使我们在骨关节炎的治疗中有了更多的法宝。

总的来说，在我国开展中西医结合综合性、阶段性、规范化的骨关节炎治疗模式，对于广大患者的民生健康至关重要。在上海交通大学附属第六人民医院，针灸推拿科宓轶群教授在骨关节炎的中医治疗上积累了丰富的经验；作为国家临床重点专科的骨科和运动医学科专家以先进的技术诊治了大量骨关节炎患者。本书汇集了中西医领域多位资深医师对骨关节炎的治疗经验和感受，从各个方面对该常见病进行了深入浅出、生动的科普介绍，旨在使患者和基层医师能更好地了解这一疾患。我相信，本书的出版将对该疾病的科普宣教和医患协作起到很好的推进作用，有利于早日建成高效的中西医结合的规范化分级诊疗模式。

让我们在骨关节炎的防治领域，医患携手，协同作战！远离骨关节炎，健康活过 100 岁！

赵金忠

上海交通大学附属第六人民医院运动医学科

前言

骨关节炎是影响人类健康的常见疾病，是一种随年龄增长而发病率明显增加的退行性关节疾病，主要损害人体的运动功能。进入21世纪以来，随着我国人口老龄化程度的加快，受其影响的人群越来越多，层面越来越广，问题越来越突出。据不完全统计，骨关节炎总患病率约为 15%，60 岁以上人群约为 50%，而 75 岁以上人群可达 80%。骨关节炎不但给患者带来疼痛和运动功能障碍，也是造成身体残疾的主要原因（致残率达 50% 以上），还引发一系列的家庭问题、社会问题、社交障碍及心理障碍，严重影响患者的生活、工作、社会交往，给家庭和社会造成巨大的经济损失。

骨关节炎主要由关节软骨的退化磨损和继发性的骨质增生引起。软骨在关节中起承重、缓冲、抗摩擦等作用，它的破坏将导致关节功能减退或丧失。患者会出现关节疼痛、肿胀、僵硬、异响、活动受限、行走能力下降、关节周围肿大结节、关节变形等。骨关节炎涉及全身所有大大小小的关节，最常见的有膝关节、髋关节等承重关节。骨关节炎的发病原因多种多样，常见的有年龄增大、超重或肥胖、急慢性炎症、关节损伤、职业性劳损、激素使用、营养缺乏、气候因素和遗传因素等，一旦发病将伴随终身。

本书通过整合多学科专家的科普素材，面向广大读者普及骨关节炎的发病原因，阐明该病的发病机制，融合中西医常见的诊疗手段，提供了较为全面的预防、诊断和治疗骨关节炎的相关知识。针对骨关节炎的特点，突出全程、个体化、持续性医疗照护的必要性和先进理念，丰富翔实的内容可以为基层医务工作者进行骨关节炎慢性病管理提供参考。患者亦可通过本书提升对骨关节炎的认知，消除不良情绪和心理负担，学会骨关节炎的自我管理，提高治疗和康复的依从性。

编者

2019 年 11 月

目

录

骨关节炎的发生
1

骨关节炎的诊断
45

骨关节炎治疗方法大展示

85

骨关节炎的康复锻炼

骨关节炎的中医治疗

骨关节炎的食疗

骨关节炎的发生

看看你的关节还好吗

给关节打个分

沈龙祥

案例与思考

　　李大伯今年 74 岁，身体状态良好，生活基本能自理。最近感觉两侧膝盖疼痛，由于家住 5 楼，且没有电梯，每次上、下楼都很不方便。在女儿的安排下，到医院做了相关检查，医生诊断为双侧膝骨关节炎，给予口服和外用药物治疗，并且告诉李大伯，根据治疗效果随访调整用药方案。像李大伯这样的患者，往来医院并不方便，能不能有一种简单且实用的评价方法，让患者可以自己评估关节的"好坏"呢？

　　下面介绍几种国际通用的关节评价方法。

腕关节：Cooney 腕关节评分量表

　　Cooney 腕关节评分量表可评价腕关节功能。该评分量表由 6 个项目组成，评估占用时间短，简单易操作。评估结果："优"为 90~100 分；"良"为 80~89 分；"一般"为 65~79 分；"差"为 65 分以下。详细内容见下表。

Cooney 腕关节评分量表

疼痛（25 分）	屈曲 / 伸展活动度（25 分）
25 分：无痛 20 分：轻度或偶尔疼痛 15 分：中度疼痛，但可耐受 0：剧烈疼痛，不可耐受	25 分：大于 120° 15 分：91°~119° 10 分：61°~90° 5 分：31°~60° 0：小于 30°

功能（25分）	推力（25分）
25分：恢复正常工作 20分：可做有限工作 15分：可活动但不能工作 0：因疼痛不能活动	25分：100% 15分：75%~99% 10分：50%~74% 5分：25%~19% 0：0~21%
活动范围（25分）	旋转（附加，填写角度）
25分：100% 20分：75%~99% 10分：50%~74% 5分：25%~19% 0：0~21%	旋前 旋后
合计	

肩关节：Constant-Murley 肩关节评分量表

Constant-Murley 肩关节评分量表可对多数肩部疾病进行评估，简

Constant-Murley 肩关节评分量表

	项目	分值		项目	分值		项目	分值
患者主诉	疼痛		医生评分	主动活动的范围		医生评分	外旋	
	无	15		前举			屈手肘位手放头后	2
	轻度	10		0°~30°	0		手放头后肘向后	4
	中度	5		31°~60°	2		手放头上肘向前	6
	严重	0		61°~90°	4		手放头上肘向后	8
	日常活动			91°~120°	6		完全上举过头顶	10
	活动			121°~150°	8		内旋	
	工作	0~4		151°~180°	10		手背达大腿侧方	0
	娱乐/运动	0~4		侧举			手背可达臀部	2
	睡眠	0~2		0°~30°	0		手背可达腰骶结合部	4
	体位			31°~60°	2		手背可达腰3	6
	抬高到腰部	2		61°~90°	4		手背可达胸12	8
	抬高到剑突	4		91°~120°	6		手背可达肩胛间区（T_7）	10
	抬高到颈部	6		121°~150°	8		力量（lbs）	25
	抬高到头顶	8		151°~180°	10		满分	100
	高于头部	10						

注：该评分结果受性别、年龄影响，所以在评分时要进行年龄和性别修正。

单易操作。其中患者主诉自身主观感觉占 35 分，医生的客观检查评分占 65 分，兼顾了主观感受和客观发现。值得注意的是，评分结果受性别、年龄影响，所以在评分时要进行年龄和性别修正。

肩关节：UCLA 肩关节评分系统

加州大学洛杉矶分校（UCLA）肩关节评分系统用于评估肩关节修复手术的效果，着重于对肩关节的使用和力量的评价。该评分系统考虑到更多日常活动，且简单易操作。评估结果：34~35 分说明肩关节修复效果优秀；29~33 分表明效果良好；低于 29 分则提示疗效差。

UCLA 肩关节评分系统

项目	评分	项目	评分
疼痛		主动前屈	
持续性并且不能忍受，依赖药物	1	150°或更多	5
持续性但能忍受，有时需要药物	2	120°~150°	4
休息时无或轻微，轻度活动时持续，经常使用 NSAID	4	90°~120°	3
		45°~90°	2
重体力劳动或某些特殊活动时出现，有时需用 NSAID	6	30°~45°	1
		少于 30°	0
偶尔，轻微	8	前屈时的肌力（肌力检查）	
无	10	5 级（正常）	5
功能		4 级（良好）	4
手臂不能使用	1	3 级（一般）	3
只能轻微活动	2	2 级（差）	2
能够完成简单的家务和大部分的日常生活	4	1 级（肌肉萎缩）	1
能够完成大部分家务、逛街、开车、梳头、穿衣服（包括胸罩）	6	0 级（无收缩）	0
		患者的满意度	
只有轻度的受限	8	满意	5
		不满意	0
正常	10	总分	

髋关节：Harris 髋关节评分量表

Harris 髋关节评分量表适用于各类髋关节疾病，帮助医生决策采取保髋治疗或是人工髋关节置换术。该评分量表侧重于评估患者的自觉疼痛和日常行为受阻碍情况两方面。量表中"活动度"权重远低于"疼痛"权重，认为"不动而不痛"的髋关节优于"能活动但疼痛"的髋关节。

Harris 髋关节评分量表

项目	分值	项目	分值
疼痛		需单拐	4
无痛或不明显	44	双侧手杖	2
轻度或偶发疼痛，不影响功能	40	双侧拐杖	0
中度疼痛，一般活动时不明显，活动过度后出现，需服阿司匹林镇痛药	30	不能行走（详细说明原因）	0
		行走距离	
明显疼痛，能忍受，影响活动，有时需服比阿司匹林更强的镇痛药	20	无限制	11
		6 个街区	8
十分明显疼痛，活动严重受限，常常需服比阿司匹林更强的镇痛药	10	2~3 街区	5
		只能在室内活动	2
完全不能活动，卧床也剧痛	0	卧床或坐轮椅	0
功能		B. 功能性活动	
A. 步态		上楼	
跛行		正常	4
无	11	需要扶手	2
轻度	8	通过其他方式上楼	1
中度	5	根本不能上楼	0
重度，不能行走	0	穿脱袜/鞋	
助行器		容易	4
不需要	11	有些困难	2
长途行走需要手杖	7	不能完成	0
行走时需手杖	5	坐	
		随便什么椅子，可持续坐 1 小时	5

骨关节炎的发生

项目		分值
坐高椅半小时而无不适		2
不能舒适地坐在任何椅子上（小于半小时）		0
乘公交 / 出租车		
能乘坐		1
不能乘坐		0
下肢畸形（无下列畸形得 4 分）		
固定内收畸形 <10°		1
下肢伸直髋内旋畸形 <10°		1
双下肢长度相差 <3.2 cm		1
固定屈曲率缩畸形 <30°		1
髋关节活动范围（度）		得分均乘以校正系数 0.05
屈曲	0°~45°	×1
	45°~90°	×0.6
	90°~110°	×0.3
外展	0°~15°	×0.8
	15°~20°	×0.3
	>20°	×0
内收	0°~15°	×0.2
伸直外旋	0°~15°	×0.4
	>15°	×0
伸直内旋	任何范围均	×0

髋关节和膝关节：WOMAC 骨关节炎评分量表

美国西部 Ontarion 和 McMaster 大学骨关节炎指数评分表，即 WOMAC 骨关节炎评分量表，是针对髋骨关节炎及膝骨关节炎的经典评分表。从疼痛、僵硬和关节功能三方面评价髋关节和膝关节的结构与功能，包含了骨关节炎的基本症状与体征，可有效反映患者治疗前后的状况。

WOMAC 骨关节炎评分量表

姓名 _____ 性别 _____ 年龄 _____ 编号 _____ 填表日期 _____

填表说明：在以下各项回答处的直线上标出自己疼痛或功能受限程度的相应位置。"0"表示无疼痛或无功能受限，之后随数值增加程度加重，"10"表示疼痛剧烈（服用止痛药物仍无法缓解）或功能极度受限（无法站立）。

项目	症状	1	2	3	4	5	6	7	8	9	10
疼痛	在平坦的地面上行走										
	上楼梯或下楼梯										
	疼痛对睡眠的影响										
	坐着或躺着										
	挺直身体站立										
僵硬	早晨起床时僵硬情况有多严重										
	僵硬状况在以后的时间内，坐、卧或休息之后有多严重										
进行日常生活的难度	上楼梯										
	下楼梯										
	由坐着站起来										
	站着										
	向地面弯腰										
	在平坦的地面上行走										
	进、出小车或上、下公共汽车										
	出门购物										
	穿袜子										
	从床上站起来										
	脱袜子										
	躺在床上										
	进、出浴缸										
	坐着的时候										
	在卫生间蹲下或起来时										
	做繁重的家务活										
	做轻松的家务活										

膝关节: HSS 膝关节评分量表

HSS 膝关节评分量表由美国纽约特种外科医院（HSS）提出，被较多地应用于膝关节术后的功能恢复评估。该评分量表对手术前后关节功能的恢复及手术前后的比较具有相当高的准确性，尤其是术后近期的评分，可以全面评估关节的功能恢复情况。需要注意的是，该评分体系在评估老年患者时，因年龄增长产生的活动功能受限，即使膝关节无疼痛，也会导致评分变差。

HSS 膝关节评分量表

项目	评分	项目	评分
疼痛		肌力（10 分）	
任何时候均无疼痛	30	优：完全能对抗阻力	10
行走时无疼痛	15	良：部分对抗阻力	8
行走时轻度疼痛	10	中：能带动关节活动	4
行走时中度疼痛	5	差：不能带动关节活动	0
行走时严重疼痛	0	屈曲畸形（10 分）	
休息时无疼痛	15	无畸形	10
休息时轻度疼痛	10	小于 5°	8
休息时中度疼痛	5	5°~10°	5
休息时严重疼痛	0	大于 10°	0
功能（22 分）		稳定性（10 分）	
行走站立无限制	22	正常	10
行走 2 500~5 000 米和站立半小时以上	10	轻度不稳 0~5°	8
		中度不稳 5°~15°	5
行走 500~2 500 米和站立可达半小时	8	严重不稳大于 15°	0
行走少于 500 米	4	减分项目	
不能行走	0	单手杖	−1
屋内行走，无须支具	5	单拐杖	−2
屋内行走，需要支具	2	双拐杖	−3
能上楼梯	5	伸直滞缺 5°	−2
能上楼梯，但需支具	2	伸直滞缺 10°	−3
活动度（8° = 1 分，最高 18 分）		伸直滞缺 15°	−5
		每 5° 外翻	−1×
		每 5° 内翻	−1×

注：伸直滞缺是指伸直动作受阻，缺失的度数；不稳定是指关节活动角度超出日常范围，可以具体量化为不同活动形式下的角度。

膝关节：Lysholm 膝关节评分量表

Lysholm 膝关节评分量表可用于评估大部分膝关节疾病，尤其在评估韧带损伤方面，效果甚至优于 WOMAC 骨关节炎评分量表，其可靠性、有效性和敏感性已被诸多国际研究证实。评估结果：95 分以上为"优秀"；85~94 分为"良好"；65~84 分为"尚可"；小于 65 分为"差"。

Lysholm 膝关节评分量表

指标	得分	指标	得分
疼痛（25 分）		膝关节时常有闭锁感	2
膝关节无疼痛	25	膝关节不能运动	0
膝关节剧烈发力时有间歇疼痛	20	肿胀度（10 分）	
		膝关节从不肿胀	10
膝关节剧烈发力时有显著疼痛	15	剧烈发力时膝关节肿胀	6
		正常发力时膝关节肿胀	2
步行超过 2 千米后膝关节有显著疼痛	10	膝关节经常肿胀	0
步行少于 2 千米后膝关节有显著疼痛	5	跛行（5 分）	
		不跛行	5
膝关节有连续疼痛	0	有轻微跛行或周期性跛行	3
不安定度（25 分）		有剧烈而频繁的跛行	0
膝关节从无失控现象	25	楼梯攀爬（10 分）	
运动或剧烈发力时膝关节罕有失控现象	20	不会因为膝关节问题而出现爬楼梯困难	10
运动或剧烈发力时膝关节频繁失控	15	因为膝关节的原因，爬楼有轻度困难	6
日常活动时膝关节偶然失控	10	因为膝关节的原因，爬楼梯每次只能迈一步	2
日常活动膝关节经常失控	5	因为膝关节的原因，完全不能爬楼梯	0
每走一步膝关节就会失控	0		
闭锁感（15 分）		蹲姿（5 分）	
膝关节无闭锁感或束缚感	15	下蹲无任何问题	5
膝关节有持续束缚感，但没有闭锁感	10	因为膝关节的原因，下蹲有轻度困难	4
膝关节偶尔有闭锁感	6	下蹲不能超过 90°	2

指标	得分	指标	得分
因为膝关节的原因，下蹲根本不能完成	0	需用拐杖或腋杖	2
使用支撑物（5分）		由于膝关节的原因，支撑身体重量是不可能的	0
不用任何支撑物	5		

踝关节：AOFAS-AHS 踝关节评分量表

美国足踝外科协会的踝关节与后足功能评分（AOFAS-AHS 踝关节评分量表），可有效评估术后踝关节与后足功能，包括疼痛、功能、足部对线三方面。评估采取问答形式，若评分低于 50 分，可判为足踝功能较差。

AOFAS-AHS 踝关节评分量表

项目	分级	评分
疼痛（40分）	无	40
	轻度（偶见）	30
	中度（常见）	20
	重度	0
功能（50分）		
A. 活动受限，支撑需求	无活动受限，无须支撑	10
	日常活动不受限，娱乐活动受限，无须支撑	7
	日常活动和娱乐活动受限，需扶手杖	4
	日常活动和娱乐活动严重受限，需借助助行器、手仗、轮椅或支架等	0
B. 最大步行距离（街区）	大于 6 个	5
	4~6 个	4
	1~3 个	2
	小于 1 个	0
C. 地面步行	任何地面无困难	5
	走不平地面、楼梯、斜坡，爬梯时有困难	3
	走不平地面、楼梯、斜坡，爬梯时很困难	0

项目	分级	评分
D. 步态异常	无，轻微	8
	明显	4
	显著	0
E. 前足活动（屈 / 伸）	正常或轻度受限（≥ 30°）	8
	中度受限（15°~29°）	4
	重度受限（<15°）	2
F. 后组活动（内翻加外翻）	正常或轻度受限（正常的 75%~100%）	6
	中度受限（正常的 25%~74%）	3
	重度受限（< 正常的 25%）	0
G. 踝 - 后足稳定性（前后、内翻 - 外翻）	稳定	8
	明显不稳定	0
足部对线（10 分）	优：跖屈足，踝 - 足排列整齐	10
	良：跖屈足，踝 - 足明显排列成角，无症状	5
	差：非跖屈足，踝 - 足严重对线不齐，有症状	0

小贴士

- 针对人体关节的评估量表很多，也各自具有优缺点。因此在实际应用过程中，需要根据具体病情、评价目的等合理选择。
- 由于自评量表问题简单，用时不长，建议骨关节炎患者选择 1~2 个量表，联合使用，做好日常记录，就诊时提供给医生参考，进行更具针对性的诊疗。

关节的前世今生

直立行走演化途中的阵痛

王善智

远离骨关节炎，健康活过 100 岁

大约 358 万年前，在一片一望无际的森林里，生活着成千上万只猴子。它们日复一日，在树上吃喝拉撒，在树上繁衍后代，在树上睡觉，在树上跳跃奔走。当然，它们是四肢并用的。

在这一时期的某一天，一个奇迹出现了：一只猿猴勇敢地跳到地上，开始尝试着直立起身子……尽管它的身体还没有完全准备好，尽管它全身的关节结构也不是为直立行走而设计。

但毕竟这一步跨出去了，也正因为有了这数百万年前的第一步，才有今天我们人类的直立行走。同时运动方式的改变也催生了人类运动系统特别是骨关节的演化。

骨与骨之间连接的地方称为关节，能活动的叫"活动关节"，不能活动的叫"不动关节"。我们这里所说的关节是指活动关节，如肩关节、肘关节、指关节、髋关节、膝关节等。

诸如这些关节可不是同一天从生产线下线，然后就组装到我们身上的。当人类的祖先四肢着地到直立行走，骨骼和关节开始逐渐发生变化。在人类漫长的进化史上，膝关节是最后才演化出今天这个样子的。虽然报到时间最晚，膝关节的责任却是一点都不小。它是人体最大的关节，几乎承载了全身所有的重量。直立的膝关节进化时间短、功能负荷重，所以它也容易出事儿，是退行性关节病变最好发的部位。

而这膝关节之痛，却是人类进化途中不可避免的阵痛。

关节的前世：跖行动物的直立行走梦

膝关节之痛的最主要原因是，人类进化历程在生物进化史上太短了，还没有足够的时间进化出更有利的生理结构就有了文明。膝关节的问题，归根结底是"跖行＋双足直立行走"共同导致的后果。

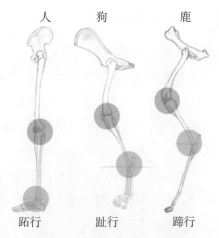

人　狗　鹿

跖行　趾行　蹄行

红色为膝关节，绿色为踝关节

跖行就是掌行，用前肢和后肢的肢掌行走。哺乳动物里有两种非常明显的跖行动物，灵长类（猿类）和熊类，这两类动物都有树栖历史。掌行是保持抓握力的关键，熊类落地已经有一千多万年，跖行仍然保留在身上；灵长类到智人的进化史比熊类要短得多，还没有来得及进行演化。

跖行拥有更好的稳定性，然而却缺乏速度。跖行的前肢结构最大的好处就是给"抓握"提供了可能性。这是使用工具的前提，也就是进化出文明的前提。

然而跖行也会付出沉重的代价，相较于趾行和蹄行动物而言，着地的肢体少了关节的缓冲！造成了一个极其关键的问题，即缓冲作用的缺失：没有应对前跑反作用力方向的缓冲。

这个结构性缺点在四足行走的动物而言没有明显的害处，而人类通过长期进化已演变为双足直立行走，这样一来，我们的负重关节就很容易受伤了。

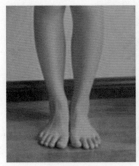
跖行

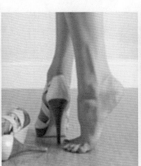
趾行（高跟鞋）

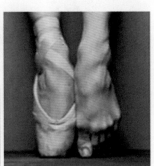
蹄行（芭蕾舞）

关节的功能

试试这个简单的动作：将一个玻璃杯抓住，然后将玻璃杯送达嘴边。很简单对不对？这就是日常天天在做的事情啊。

但这次有一个新要求：不能动用两个以上的上肢关节，只能选择动用一个关节——肩关节、肘关节或腕关节中的一个。这个动作你还能完成吗？

事实是，完成这个简单的动作需要动用所有 3 个上肢关节。这时你会注意到，其实上臂的 3 个关节是一个巧妙的组合，这让你可以操纵手到触及半径范围内的任意一个点。

即使经过多年的技术发展，每个机械臂基本上还都是使用 3 个机械关节的排列组合——一个万向关节、一个铰链关节和一个旋转关节。从自动化装配线到太空中使用的机械臂，你都会找到它们的身影。但其实你自己每天都装备并使用着这样的高尖科技。

当大自然创造动物和人类时，它给了我们最好的机械力学设计。每个工程师在设计一只机械臂时，都会向造物主致敬，因为迄今为止还没有任何一种机械臂能够超过天然的结构，每一种都是在模仿大自然的原始设计而已。我们把这称为"仿生学"设计。

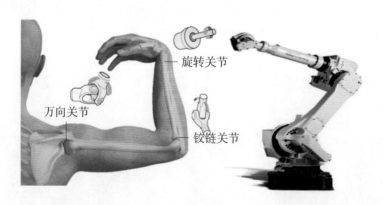

旋转关节

万向关节

铰链关节

关节的功能一览

除了上述提到的几个关节，人体的 206 块骨头形成了功能各异的多种关节。常用的关节分类方法，是按关节运动轴的数目和关节面的形态加以区分的，大致分为以下三类。

1. 单轴关节　关节只能绕一个运动轴做一组运动，包括以下两种形式。

（1）屈戌关节：又名滑车关节，一个骨关节头呈滑车状，另一骨有相应的关节窝。通常只能绕冠状轴做屈伸运动，如指间关节。

（2）车轴关节：由圆柱状的关节头与凹面状的关节窝构成，关节窝常由骨和韧带连成环。可沿垂直轴做旋转运动，如寰枢正中关节和桡尺近侧关节等。

2. 双轴关节　关节能绕两个相互垂直的运动轴做两组运动，也可进行环转运动，包括以下两种形式。

（1）椭圆关节：关节头呈椭圆形凸面，关节窝呈相应椭圆形凹面。可沿冠状轴做屈伸运动，沿矢状轴做内收、外展运动，并可做环转运动，如桡腕关节和寰枕关节等。

（2）鞍状关节：两骨的关节面均呈鞍状，互为关节头和关节窝。鞍状关节有两个运动轴，可沿两轴做屈、伸、收、展和环转运动，如拇指腕掌关节。

3. 多轴关节　关节具有两个以上的运动轴，可做多方向的运动。通常也有两种形式。

（1）球窝关节：关节头较大，呈球形，关节窝浅面小，与关节头的接触面积不到 1/3，如肩关节，可做屈、伸、收、展、旋内、旋外和环转运动。也有的关节窝特别深，包绕关节头的大部分，虽然也属于球窝关节，但运动范围受到一定限制，如髋关节。掌指关节亦属球窝关节，因其侧副韧带较强，旋转运动受限。

（2）平面关节：两骨的关节面均较平坦而光滑，但仍有一定的弯曲或弧度，也可列入多轴关节，可做多轴性的滑动或转动，如腕骨间关节和跗跖关节等。

可见关节的功能真是纷繁多样，设计可谓巧夺天工。接下来，让我们来探一探这个"一直被模仿，从未被超越"的原始设计的设计蓝图吧。

关节的基本结构

尽管人体的关节多种多样，但其基本结构无外乎三样：关节面、关

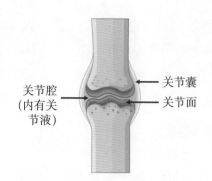

关节腔（内有关节液）
关节囊
关节面

节囊和关节腔。

1. 关节面　各骨相互接触的光滑面叫作关节面。关节面由一层软骨覆盖称关节软骨，可以减少骨之间的摩擦。

2. 关节囊　由结缔组织组成，附着于关节面周围的骨面上。可分为内、外两层，外层为纤维层，由致密结缔组织构成；内层为滑膜层，由薄层疏松结缔组织构成，可分泌滑液（关节液），起到润滑作用。

3. 关节腔　就是关节软骨和关节囊间所密闭的腔隙。

关节周围有许多肌肉附着，当肌肉收缩时，可做伸、屈、外展、内收及环转等各种运动。

健康关节的一生

1. 少年（15岁以下）　关节处于发育阶段，如果出现疼痛也大多与生长有关，表现为膝关节、大腿、小腿及腹股沟部疼痛，又称为生长痛，但在休息过后，疼痛可自然消失。病理性改变常为先天性发育不良。

2. 青壮年（15~30岁）　关节处于鼎盛期，运动起来不知疲倦，老化的症状也不甚明显，关节出现疾病也多与运动有关。

3. 中年（30~50岁）　骨骼开始老化，软骨出现轻度磨损，关节多在劳累、运动后出现不适。

4. 老年（50岁以上）　比身体更早进入老年生活，关节间隙逐渐变窄，软骨磨损逐渐严重，关节活动时疼痛明显且受限，可出现关节软骨磨损脱落、关节边缘骨赘生成、滑膜炎症，以及韧带和关节囊挛缩或松弛、骨关节炎等，同时可伴有骨质疏松、痛风等。

如果您从少年或青壮年时期就有以下情况：

• 肥胖，长时间负重行走。

• 长时间蹲或跪，如跪着擦地、蹲着做家务等。

• 大量运动，如无计划、无节制地跑步，以及爬山或球类运动等。

- 出现轻微疼痛等不适时，无任何治疗意识，置之不理。

那么，您的关节可能会在 40 岁甚至 30 岁步入老年，可能出现以下症状：
- 关节反复疼痛。
- 上下楼梯或蹲起时，疼痛明显。
- 晨起时膝盖疼痛发僵，活动后缓解。
- 关节总出现"咔咔"声音，有摩擦感。
- 关节出现肿胀。
- 严重时，关节畸形变重。

为了让关节尽可能健健康康地陪伴我们走完生命的旅途，无论在哪个年龄阶段，关节的养护都是大事。不论是否发生问题，除了接受正规治疗外，必须做好关节的防治保健工作。

关节养护小贴士

- 在运动前，可做散步和伸展运动等热身训练。
- 避免在目前习惯的运动和活动中突然改变运动强度。
- 穿着合适的鞋子，保持良好的状态。
- 进行增强肌肉力量的锻炼。
- 保持标准体重，减轻关节额外压力。
- 天冷时，注意关节保暖。

关节的过度使用

运动爱好者的乐与痛

王善智

"The middle knuckle on that critical finger on Bryant's shooting hand is so debilitated by arthritis after the past season of misuse and overuse that there may be no real way to fix it."

由于上一赛季对于伤指的过度使用，科比右手食指的第二个关节已经患有骨关节炎，这使得他的投篮手最重要的手指力量大为削弱，而且很有可能再也不能复原。

体育新闻上运动偶像的关节伤痛问题往往牵动着广大粉丝的心。除了"自律使我自由"，最为运动爱好者们津津乐道的，大概就属"痛并快乐着"了。

运动爱好者们往往认为：运动过程中产生的痛是获得运动乐趣和健康体魄所必须付出的代价。你看职业运动员，不经历风雨怎么见彩虹？运动就是应该"痛并快乐着嘛"！疼痛恰恰说明了运动有成效，要继续忍痛锻炼。而对疼痛的忍受程度正是坚强心志的修炼，正是运动精神的体现。

听起来真的非常励志，然而，作为非职业运动员：这些疼痛真的是必须经历的吗？你可知道，忍痛锻炼有时会带来更大损伤？……

你真的会运动吗？

我们暂不从体育教练的角度，仅从骨科医生的视角来看，运动也要讲究循序渐进，因人而异。一旦违背这一原则，很容易造成对关节的过度使用。

以下是运动导致关节（肌肉）过度使用的常见原因及建议。

1. 负重运动项目导致关节的过度使用　爬山、爬楼梯属于负重运动。正常人在爬楼梯时，膝关节承受的压力会在瞬间增加 4 倍，体重为 70 千克的人在爬楼梯时，其两侧膝关节所承受的压力则高达 280 千克，这类运动尤其不适合中老年人。

有些朋友没有察觉自身的隐性关节损伤，盲目选择运动项目，很容易导致运动伤害。对于业余运动爱好者来说，除了爬山和爬楼梯，打篮球中的剧烈跳跃动作，踢足球、打羽毛球中的剧烈扭转动作，对膝关节而言都存在潜在运动风险，中老年人需特别注意。

应如何选择运动项目？对膝关节损伤较小的运动有慢跑、游泳、快走和骑车，大家可以根据兴趣选择。

但也不能担心运动损伤而因噎废食。有些人就是偏爱篮球、足球运动，相比于不运动导致肥胖、高血压、糖尿病等问题，适量参与此类运动是利大于弊的。

2. 过高运动频率导致关节的过度使用　运动频率太高，关节肌肉易受伤。关节和肌肉在每次运动后，都会进行自我修复，如果运动频率太高，关节和肌肉无法及时恢复，就容易导致骨关节炎、半月板损伤、韧带断裂等多种疾病。

以膝关节积液为例。关节间有滑膜，每次负重或运动后，关节受到刺激就会分泌黏液，滑膜会吸收黏液。如果运动过于频繁，导致黏液分泌的速度大于吸收的速度，就会形成膝关节积液。

有些运动损伤可以慢慢恢复，有些则难以恢复，如半月板内侧损伤，只能通过手术修整。

3. 不恰当运动方式导致关节的过度使用　运动过程中肌肉或关节疼痛应立即停止，不主张忍痛锻炼的做法。为什么呢？疼痛是肌肉或关节向人体发出的危险信号，如果忽视这种信号，继续运动可能会造成难以预料的运动损伤。

如果身体疼痛，说明运动方式或方法有问题。建议换一种运动方式或者请教专业人士学习正确的运动技巧。

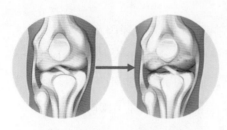

关节有寿命，且用且珍惜

4. 关节过度使用与骨关节炎的进程　简单来说，把人比作一台机器，关节就是传动系统中的连接结构。我们知道汽车虽然每年都做保养，但十几年工夫也就报废了。

人只要活动，关节就会产生摩擦。长年累月的"摩擦"消耗着关节的"寿命"，几乎所有人到了 40 岁以后，都会有骨关节炎的病理改变。

一些可能导致关节过度使用的职业，如运动员、教师、外科医生、农民、清洁工人等，骨关节会提前"退休"，出现骨关节炎。

关节磨损首先影响的是关节软骨，关节软骨类似于"减震垫"，这个垫子一旦磨损，软骨下骨、关节周围韧带等也就难以幸免了。

软骨下面含有丰富的神经，神经末梢暴露出来后，受到机械压迫以及关节腔内化学物质的刺激，就会引起疼痛、酸胀等一系列症状。

目前已知的骨关节炎危险因素还包括：高龄、肥胖、雌激素水平、骨密度异常、过度运动、维生素 D 缺乏，以及创伤、关节形态异常、免疫系统紊乱、微生物感染等。这些都有可能导致骨关节使用寿命的缩短！

所以说关节有寿命，且用且珍惜。

减少关节伤害小贴士

- 首先，选择适合的运动项目和场地，尽量选择对关节负担小的运动项目，运动场地也要有所选择，一般有塑胶的场地比水泥地更有缓冲力，而木质地板则更佳。
- 其次，要重视热身，给肌肉和韧带足够的牵拉运动。
- 最后，体重超标、旧伤在身的运动者最好使用运动护具，如护膝、护踝等，减小关节负担，避免受伤。

什么是"跑步膝"

"跑步膝"也分两种，看你是哪种

王善智

案例与思考

42岁的金先生部队出身，喜欢每天跑步5千米，除了刮风下雨等恶劣天气，20年来几乎从未间断。近来，跑完步做拉伸运动时总感到膝盖酸、腿疼，尤其是在爬楼梯或做下蹲动作时，疼痛感更明显，于是前往医院就诊。医生说他这种损伤是"跑步膝"。

从字面意思来看，"跑步膝"非常好理解，不就是跑步者的膝盖容易受到的伤害嘛！金先生长期跑步，膝盖承受了很大压力，髌骨和股骨反复撞击，对髌股关节和半月板（这两处都在膝盖附近）均造成了严重磨损。跑步膝是只有爱运动的人才会得吗？

"跑步膝"不是跑步者专有的，也不是一种真正的伤害。"跑步膝"是一个广泛的医学术语合集，用来描述那些会让你感到痛苦的膝盖问题。其中以膝盖外侧疼痛——髂胫束综合征（ITBS）和膝盖前方疼痛——髌股疼痛综合征（PFPS）最为常见。两者都被冠以

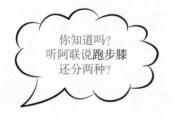

"跑步膝"，也很难区分，但大多数跑步膝都是这两者之一，案例中的金先生就属于后者。我们来看看如何区分这两种不同类型的跑步膝吧。

1. 髂胫束综合征（ITBS） 首先我们要了解什么是髂胫束（ITB），髂胫束就是大腿外侧的一根筋膜。大腿外侧肌肉组织较少，最主要的结构就是髂胫束。你可以把髂胫束想象成是一根巨大的橡皮筋，它连接了大腿和小腿，是固定膝关节的重要结构。

跑步时脚与地面接触，弯曲 21°~30°，ITB 和股骨外上髁（膝关节外侧最高点）反复摩擦，使 ITB 远端和其下滑囊产生慢性炎症，由此产生剧烈针刺样疼痛，在下坡路时感觉尤其明显。

虽然正常情况下，膝关节周围的滑囊能起润滑作用，但这个保护机制有它的极限。尤其当你具备了以下髂胫束综合征的易发因素时：①不正当的跑步姿势。②训练量过大造成髂胫束和周围肌群紧张，无法放松。③髋外展肌群过于薄弱。

2. 髌股疼痛综合征（PFPS） 主要症状是膝关节前侧疼痛，尤其是在上下楼梯时，膝关节会出现疼痛。高发人群不仅仅是跑步者，也包括篮球爱好者和自行车运动员。

说起"髌股"这个名词可能大家不是很熟悉，它其实指的是两个骨头（髌骨和股骨）之间形成的关节。髌骨有一个通俗的名字，就是"膝盖骨"，股骨也有一个通俗的名字，就是"大腿骨"。由于髌骨和股骨相连接的位置就在膝盖的前侧，所以髌股疼痛综合征表现为在膝盖的前侧有疼痛感。

在上楼时髌股关节受到的压力是体重的 3 倍；下楼时施加在髌股关节的力量是体重的 3.5 倍；下蹲 90°时施加在髌股关节的力量是体重的 7~8 倍。所以髌股关节疼痛综合征最明显的特征，就是在上下楼时膝盖会产生强烈的痛感。

髌股疼痛综合征产生的原因包括两个方面：髌骨周围的肌群比较薄弱，或者跑者不正确的训练方式。

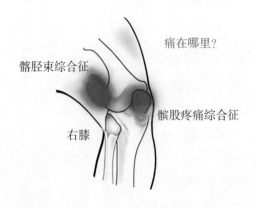

痛在哪里？

髂胫束综合征

髌股疼痛综合征

右膝

"跑步膝"诊断自查表

髂胫束综合征（ITBS）	髌股疼痛综合征（PFPS）
☐ 疼痛的中心在膝盖的外侧。疼痛的症状可能发生在整个膝盖周围的任何地方，但最疼的那个点在膝盖的外侧	☐ 疼痛的中心在膝盖前下方。与ITBS 一样，症状几乎在任何地方都可能发生，但通常主要发生在膝盖的前下方
☐ 当下楼梯或下山时，疼痛往往更严重	☐ 当上楼梯或爬山时，疼痛往往更严重
☐ 疼痛首先在下坡时开始	☐ 疼痛首先在上坡时开始
☐ PFPS 和 ITBS 都可以在几小时或一天中开始，但 ITBS 引起的疼痛进展得比较快	☐ 如果疼痛进展相对缓慢，历经几个月甚至几年，更有可能是PFPS
☐ 做深蹲时不会特别受伤	☐ 做深蹲时疼痛加剧
☐ 坐下起立时疼痛变化不明显，尽管久坐之后疼痛确实会加剧	☐ 坐下时疼痛显著加重，起立时疼痛更加严重
☐ 腿没有任何明显的结构问题	☐ 有扁平足、膝盖问题（Q角异常等）

　　已经有了跑步膝的朋友，首先要想一想是不是因为近期换了新品牌的跑鞋，如果是的话，可以先换回原来的跑鞋。接着要考虑减少运动强度或距离，越快地减轻膝关节负荷，它就能越快地开始自愈。在疼痛消失前，应避免进行膝关节过度屈曲的活动，不要在不平的地面上进行锻炼，不进行上下楼、爬山等运动。重新恢复运动时，应该逐渐增加强度，对于爬山等对膝关节冲击比较大的运动应谨慎。如果疼痛症状持续或加重，应及时向运动医学专科医生求助，防止跑步膝症状加重。

小贴士

跑步前一定要记得做热身运动
目的是
在跑步前让大脑和肌肉适应跑步的模式
预防运动损伤
且能增加跑步的效果

跑步后一定要记得做牵拉放松
因为运动后的肌肉是很紧张的
这时需要拉伸使肌肉得以安抚

关节"锁住了"怎么办

骨"零件"告假信号

徐才祺

案例与思考

62 岁的陈女士，平时十分喜欢旅游，每逢节假日都会外出，近至东南亚，远至欧美。但是近几年，陈女士在旅游时，特别是走路过多或是爬山后，会出现膝关节疼痛，有时甚至会有关节"锁住"的感觉，给她的旅途造成很大困扰。

其实，关节"锁住"是一种关节退变的极端表现。"交锁"症状的出现，表明关节已经发出"报警信号"，需要爱护和合理使用关节。

出现这些症状，关节怎么了

在久坐或久站后，你的膝关节是否会十分僵硬？抑或晨起下地时，感到下肢关节疼痛，步履蹒跚，一段时间过后关节才慢慢活络开来。甚至有时，关节活动有"嘎吱嘎吱"的响声，还会卡住无法动弹。如果发生过类似情况，你就要注意了，这些都是膝关节发出的危险信号，骨关节炎可能找上你了。

关节"老化"了怎么办

所谓骨关节炎，顾名思义就是骨与关节周围结构（包括关节面的软骨、软骨下的骨质、关节腔周围的滑膜与关节囊，以及关节周围的肌肉），在一系列病理改变之后共同表现出来的"老化"症状。这其中最早也是最重要的病变就是关节软骨的改变，主要表现为关节软骨失去正常弹性，表层变粗糙，深层出现裂隙，进一步出现软骨剥脱乃至缺失，严重时软骨下的骨质直接裸露接触对侧关节面，磨损严重而疼痛明显。而在磨损少的地方，可能出现软骨增生，继而隆起部分骨化，形成我们常说的"骨赘"，导致关节面受力不均，又进一步加重关节磨损，形成恶性循环。

患者往往从关节受凉、劳累或者轻微外伤后关节酸胀不适等一系列诱因开始，慢慢累积加重为有摩擦感和摩擦痛，关节出现僵硬和交锁。随着病情加重，发作的频率逐年缩短，一开始可能一年发作一次，而后一个月发作一次，最后天天都可能卡住，行走时举步维艰（下图膝关节X线片可见游离体），甚至卧床不起，这些都是膝骨关节炎的表现。其他关节也可能发生骨关节炎，包括髋关节、指关节、腰椎、颈椎等，根据各关节的功能和特点，发生骨关节炎的严重程度有所不同。

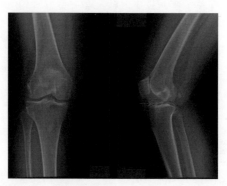

X线摄片提示膝关节内有多个游离体（红色箭头）

骨关节炎有哪些应对治疗策略

既然骨关节炎发展到后期会严重影响日常活动，降低生活质量，我们是否可以通过早期干预来减轻疾病的进程？如果疾病已经发展到后期，又有什么方法可以改善生活质量？

可根据骨关节炎的不同阶段制订不同的防治方案，基本分为三步走：①前期预防。②保守治疗。③手术治疗。

第一，为了预防骨关节炎，应主动控制体重，进行必要的体育锻炼。骑自行车或游泳是推荐的运动类型，尽量避免或减少关节的超负荷或者增加关节磨损的运动，如深蹲或爬山、爬楼训练，这些运动可能对关节产生负面影响。对于儿童的各种发育畸形，应当及时矫治，可以延缓病变进展。

第二，保守治疗。①一般治疗，如症状严重时休息、抬高患肢和制动等。②药物治疗，可长期服用保护软骨的药物（如氨基葡萄糖、硫酸软骨素等），若疼痛较重可口服非甾体抗炎药控制。③关节腔注射玻璃酸钠、利多卡因和激素等，以达到抗炎、润滑关节及缓解疼痛的目的。④局部进行适当的理疗和按摩也可减轻症状，如症状较轻，还应适当运动，避免骨质疏松和肌肉萎缩。

第三，手术治疗，包括微创关节镜手术和开放手术。①微创关节镜手术可以清除关节内碎屑或关节游离体，同时修整不平的关节面和损伤的半月板等，适用于关节软骨磨损较轻的患者。②对于继发于内外翻畸形的年轻或终末期骨关节炎患者，以选择开放手术为主。内外翻畸形可通过胫骨高位或股骨髁上截骨矫形术，终末期骨关节炎则推荐行人工关节置换手术，可以彻底消除疼痛，改善关节功能。③对于关节破坏严重且对关节功能要求不高的患者，关节融合术也是选择之一。

小贴士

　　骨关节炎问题不容忽视，热爱生活的你，要多多注意关节发出的危险信号，及时就医，才能尽早进行干预，提高生活质量。

为何那么多的"胖友""步履蹒跚"

肥胖导致的骨关节炎

韩晓冬 张　频

案例与思考

　　患者，男性，24 岁。由于工作应酬繁多，体重严重超标。于是在朋友的带动下开始跑步减肥，跑了没有多长时间，跑步时或者跑完步拉伸时感觉膝盖酸、腿疼，到医院就诊后，医生说他这种损伤为膝骨关节炎，要停止不正确的运动方式，鉴于他已经是重度肥胖，建议他先做减肥手术。

　　患者经过慎重考虑，半年前选择行微创减肥手术。术后半年，体重恢复到正常水平，膝关节疼痛也逐渐缓解。目前，在专业人士的指导下，已经重新开始跑步，恢复了以往的正常生活。

　　众所周知，肥胖会引起一系列的疾病，如高血压、冠心病、代谢性疾病等。然而最近研究表明，肥胖同时也会引起骨关节炎。这是怎么回事呢？

肥胖与骨关节炎

　　肥胖者的体重大多超过了关节所能承担的正常重量，导致关节承受过于集中及过高压强的压力，关节负荷增加，从而加大了软骨垫的摩擦损耗，使关节软骨框架结构破坏、细胞损伤、基质合成受阻、关节软骨退变加速，最终形成骨关节炎。

　　肥胖患者体内激素（包括雌激素、雄激素等）水平异常，激素代谢的异常导致软骨代谢功能失调，也会促进骨关节炎的发生和发展。

　　骨关节炎除了因体重因素增加关节负重外，还与肥胖引起的姿势、步态及运动习惯的改变有关。

肥胖可以导致全身各关节发生炎症，但以膝关节为主，这也是为什么很多"胖友"步履蹒跚的原因。

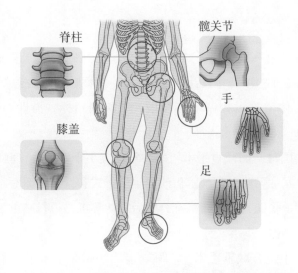

如果经过关节外科医生的评估，患者的骨关节炎症状主要是由于肥胖所导致，且医生的建议是首先减肥，那么就应该按照以下的步骤来进行诊治。

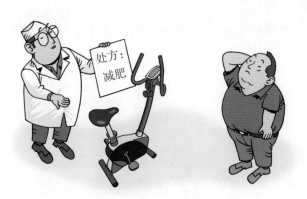

肥胖程度的自我评估

肥胖最简单的判断方法是：体重超过标准体重的 20%（标准体重 = 身高 − 105）。另外，还可通过体重指数（BMI）评估肥胖程度。BMI = 体重（kg）/ 身高（m^2）。亚洲人标准的 BMI 为 18.5~23.9；BMI 24~28 为超重；BMI>28 为肥胖；BMI 30~35 为中度肥胖；BMI>35 为重度肥胖。

如果已经是重度肥胖或者中度肥胖，但有糖尿病、高血压、高血脂、鼾病等基础疾病，首选前往减重代谢外科就诊，先从根本上解决问题。

减重手术的适用范围

肥胖症是第一类人群，如果 BMI 显示已达到肥胖，出现了如 2 型糖尿病、心血管疾病、脂肪肝、血脂紊乱、睡眠呼吸暂停综合征、严重的鼾症、体重难以控制的持续增长、腰围超标（男性 >90 cm，女性 >80 cm）等都是手术指征。

根据我国最新的减重手术指南，年龄应小于 65 岁，理解和接受手术潜在的并发症风险，理解术后改变生活方式和饮食习惯对术后恢复的重要性并有承受能力，能积极配合术后随访等也是拟行减重手术的患者所需具备的条件。

哪些人不适合减重手术？心肺功能无法耐受手术者，滥用药物或酒精成瘾或患有难以控制的精神疾病的患者，以及对减重手术风险、益处、预期后果缺乏理解能力的患者不适合做减重手术。

减重手术安全吗

减重手术在世界范围开展已有数十年的经验积累，其安全性是完全可控的，且历经多年的技术改良，手术的并发症发生率已处于极低水平，甚至低于外科最常见的腹腔镜胆囊切除术。采用微创技术，切口仅为 5 毫米左右，瘢痕极小，术后恢复时间短。

不适合减肥手术时怎么办

对于超重或者轻度肥胖而尚未达到手术标准的患者，应该积极寻求内分泌代谢科和临床营养科的帮助，调整饮食结构，或配合必要的内科治疗来控制体重，同时在康复医学科的指导下选择合适的运动锻炼，配合康复治疗，减缓骨关节炎的进展，必要时选择关节外科进行关节手术的评估。

减肥小贴士

减肥前向专业人士咨询，制订"个体化"的减肥方案。

* 目前医疗界公认的长期且有效的两种减肥手段是：改变生活方式和减肥手术。
* 减肥是终身的事情，不能"阶段性"减肥。
* 不建议用各种各样的减肥产品。
* 一口吃不成胖子，一天也不能变成瘦子，要持之以恒！

关节老化早与迟，骨关节炎
的后备军

李佳莹

案例与思考

【案例1】患者，男性，80岁高龄。1年前出现晨起后膝关节僵硬且有轻微疼痛，当时没在意，以为只是着了凉。可是1年后膝关节出现肿胀且疼痛加剧，走路时能清晰感觉到有摩擦感。去医院检查时，医生说膝关节有积液，综合所有症状表现可确诊为骨关节炎。

【案例2】患者，男性，35岁。1年前发现左侧膝盖在弯曲时有"沙沙"响声，上下楼梯时也会隐隐作痛。他10年前曾骑过两年摩托车，冬季受寒，膝关节一年四季总觉得凉且怕冷。曾到医院就诊，医生诊断为膝关节半月板损伤、骨关节炎，嘱休息，减少活动量。

通过以上两则案例可以看出，随着年龄增长，机体开始老化，各种组织器官功能都在下降。骨关节也是如此，老化意味着功能衰退，如何保护关节，避免它们过早老化，我们该做什么，哪类人群会成为骨关节炎主力军？很多人对于骨关节炎都会存在这样一个误区，认为骨关节炎是老年人才会患的病。其实，随着生活和工作方式的转变，骨关节炎的发病越来越趋向年轻化了，这一现象有必要引起我们的重视。

关节老化的早与迟，由你来决定

一般来说，关节老化随年龄增长而加重，但是随着社会竞争压力越来越大，生活和工作时间不规律，生活方式改变，导致许多疾病发病提早，这其中就包括骨关节炎。研究表明，骨关节炎与年龄、遗传、肥胖、创伤、生活习惯等因素相关。除去一些不可逆的因素，其余的就都由生活习惯决定。

人体关节就像一部运转的机器，关节软骨起到缓冲压力和减轻磨损的作用。在正常行走过程中，膝关节承受了 3~5 倍体重的负荷；而在跪位时，承受的负荷最大，达到体重的 8~10 倍；肥胖人群活动时膝关节的负重远远大于正常人。除了因为体重增加导致骨关节炎的因素外，肥胖人群本身的代谢性疾病、不良饮食习惯以及人体姿势步态的改变也与骨关节炎息息相关。

年龄是我们控制不了的外力因素，人过半百，生活和工作节奏逐渐减慢，身体功能也随着岁月的流逝而变弱。各种功能障碍和疾病常常会不期而至，高血压、糖尿病、动脉硬化等成为中老年人的好发疾病，骨关节炎也紧随而来。中老年朋友会觉得自己的膝盖没有力气，在走路时会感觉到关节僵硬、四肢运动不灵活，甚至感觉到疼痛，出现这种情况时，就需要特别关注骨关节的健康了。

膝关节是人体最复杂的关节，也是最大的承重关节，在人类直立行走中发挥着至关重要的作用，随着年龄的增长，关节软骨积累了大大小小的损伤，越来越不堪重负。人在走路时，膝关节的两块软骨（内侧半月板，外侧半月板）在"大腿骨"（股骨）和"小腿骨"（胫骨）之间起到类似"软垫"的作用。年轻时，软骨有充足的"润滑液"滋润而活动自如，随着年龄的增长，骨关节软骨无机物含量增多，黏多糖等有机物含量减少，纤维成分增加，软骨的弹性和韧性变差，膝关节则亮起了红灯。

骨关节炎的"后备大军"

每天晨起做有氧运动，下班按时到健身房锻炼，这看似很好的生活习惯却存在隐患。也许，突然有一天，关节就会出现疼痛和活动异常。

老年人骨骼退化，确实更容易患骨关节炎，但越来越多的青年人膝关节提前老化。据调查，35 岁以下的年轻人发病率达 1.1%。目前尚不清楚青年人骨关节炎的发病机制，一般认为是多种因素引起的软骨破坏。增龄被认为是膝骨关节炎最强的致病因素，但这一点明显与青年人不符。青年人患病主要还是剧烈运动、损伤、不良的生活习惯等，加重了关节的超负荷。日复一日的骨关节超负荷引起关节内压力增高，促进软骨细胞的退化甚至破坏。日常锻炼固然重要，但也要注意到，关节软骨易于在关节的过度使用中受伤，骨关节发育到 15 岁时开启了它的黄金 15 年，在 15~30 岁膝关节处于"完美状态"时，运作起来是不知疲倦的，当关节的磨损速度与修复速度不平衡时，"完美状态"将遭到破坏。因此，青年人平时要注意关节保护，一切要量力而行，制订合理的运动规划，不要过度透支关节有限的生命。

膝骨关节炎退化时间表

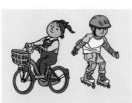

15 岁以前
膝关节处于发育阶段，青春期的生长痛多发在膝关节附近

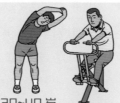

30~40 岁
膝关节周围的髌骨软骨出现早期轻度磨损，在这段时期要避免剧烈运动

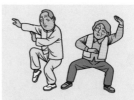

50 岁以上
膝关节会感觉到明显疼痛，髌骨软骨的"使用寿命"已到，应该节约使用关节，减少剧烈运动

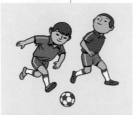

15~30 岁
膝关节处于"完美状态"，运作起来可以说是不知疲倦

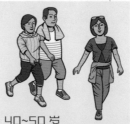

40~50 岁
在走远路之后，膝关节内侧容易出现酸痛，用手轻柔后会缓解

小贴士： 几个有益下肢关节的"小动作"

- 直抬腿：平躺在床上，取仰卧位，双手放在身体两侧，缓慢抬起右腿至 30°；停留 20~30 秒，再缓慢放下；反复练习 10~20 次；然后换左腿。可增强大腿肌肉力量。

- 小半蹲：站立，双脚打开与肩同宽，上身挺直，慢慢下蹲，蹲到身体无法承受为止，停留 1 分钟，起身。这个动作有助于锻炼大腿肌肉。若蹲起来吃力，可靠着墙壁或扶着桌椅做。不过，本身就患有膝骨关节炎的不建议做，尤其是急性发作期，否则会加重病情。

- 踮脚：站立，双脚可微微打开，找一个自己舒适的姿势，上身挺直，然后踮起脚尖、放下，反复做 10 次。这个动作主要是练小腿肌肉。

- 敲脚尖：可以坐着，也可以仰卧在床上，双腿伸直，双手随意放，然后两只脚尖互相敲打，每次 200 下。可促进腿部血液循环，活动双腿肌肉。

高尿酸的祸害

痛风性关节炎

陈海冰

案例 与 思考

患者，男性，36 岁。爬坡、上楼、下楼、下蹲后站起时，总会觉得膝关节酸痛，遂到医院检查。医师说他因关节老化，已患骨关节炎。对此，他很不解。关节老化是老年人的表现，为何他才 36 岁就会如此？医生仔细了解刘先生的病史，发现他每年体检尿酸都维持在 450~500 μmol/L，也在控制饮食，但是尿酸一直没有下降。难道这两者之间存在联系？

带着这个疑惑，刘先生来到内分泌科就诊。医生解释说，血液中尿酸一旦超过 420 μmol/L，就会在组织中沉积下来，其中关节面的软骨和肌腱是尿酸盐结晶常见沉积部位。

沉积的尿酸盐结晶在某些诱因下，可以出现"痛风"发作——突然发作的关节部位发炎，即红、肿、热、痛，如果此时不做任何处理，关节发炎后 1~2 周会自行缓解，有的人一辈子只会发作 1~2 次，但有的人却会反复发作。尿酸盐结晶在"痛风"没有发作时，会悄悄地侵蚀关节软骨，使之逐渐变薄。关节软骨对人体日常运动非常重要，如果没有了这层关节软骨，关节就不能灵活运动；如果没有了这层关节软骨，骨质和骨质会直接碰撞，关节边缘会形成尖锐的突出物，俗称"骨刺"，表现为关节活动时就会感到疼痛，也就是我们通常所说的关节老化。有时还会有自发性炎症，患者常会在睡梦中痛醒。

许多年轻的痛风 / 高尿酸血症患者，常会出现与年龄不相符的关节老化，导致爬坡、上楼、下楼、下蹲后站起等运动障碍。因此，出现与年龄不相符的关节老化患者，需要常规检测血尿酸。一旦确定为高尿酸血症，需及时前往内分泌科就诊，进行积极的降尿酸治疗，保护残存的关节软骨不再受到进一步侵蚀。

　　如何发现关节面是否沉积尿酸盐结晶？超声诊断技术可以帮助解决这个问题，超声可以看到沉积在关节软骨上的尿酸盐，表现为特异性"双轨征"（见下图）。关节囊内的尿酸盐结晶也可以很容易被发现。

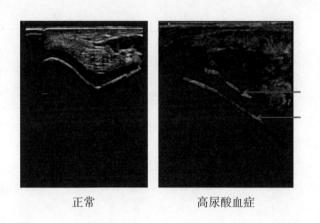

正常　　　　　　　　高尿酸血症

小贴士

　　健康提醒：有高尿酸血症的朋友，如果你有关节的不适感，请及时前往医院做关节部位的超声检查。如果已经出现了关节部位的尿酸盐沉积"双轨征"，建议您尽早开始积极的降尿酸治疗，防止发生关节的过早老化。

股骨头坏死和骨关节炎的关系

案例与思考

患者，女性，36 岁。1.5 年前被诊断为系统性红斑狼疮，一直使用激素治疗。两个月前穿鞋时，她感觉自己左侧髋关节活动不顺畅，大腿根部阵发性隐隐作痛，活动时关节还会发出轻微的响声。早期她没有在意，但是疼痛逐渐加重，除了大腿根部，外侧也开始疼痛，并且走得越多，痛得越厉害。在用激素治疗时，医生提示可能会引起股骨头坏死。她非常担心自己是否已患股骨头坏死或骨关节炎。

股骨头坏死是股骨头因血供中断，导致该部位骨细胞死亡，身体随后进行自我修复，引起股骨头结构改变，影响髋关节功能的疾病。股骨头坏死好发于 30~50 岁的中青年，多为双侧发病，亚洲人为高发人群。据估计，我国每年股骨头坏死病例新增 5 万 ~10 万，发病率居世界首位。

股骨头坏死的发病原因有很多种，比较复杂，有单一因素，也有复合因素，主要包括创伤性因素（如股骨颈骨折、髋臼骨折、髋关节脱位）和非创伤性因素（如激素、酒精、血液系统疾病）。在我国，股骨头坏死的最常见病因为应用糖皮质激素和酒精的摄入，占临床非创伤性股骨头坏死的 90% 以上。非创伤性因素是青少年股骨头坏死的常见病因，并且发病数量已呈逐年上升趋势。

患者一旦发生股骨头坏死，就会导致不定区域的骨小梁和骨髓坏死。随着病情的发展，股骨头出现囊变、塌陷，影响到股骨头表面的软骨，继发关节软骨退行性变和骨赘形成，遗留痛性骨关节炎而致髋关节功能丧失。

股骨头坏死病变源于股骨头，病情进展后影响软骨，最终可发展为骨关节炎（如下图所示）。

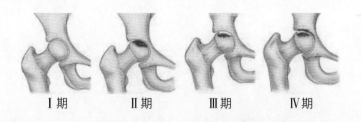

Ⅰ期　　　Ⅱ期　　　Ⅲ期　　　Ⅳ期

简单来说，无论何种病因导致关节软骨病损或损坏关节软骨，都可导致骨关节炎的发生，股骨头坏死只是其中常见的原因之一。

小贴士

- 关节活动时由于软骨的存在，所以非常顺滑。关节软骨由于各种原因受损，活动时变成骨头"磨"骨头，就会发生骨关节炎。
- 股骨头坏死是导致骨关节炎的病因之一。

髋关节发育不良导致的继发性骨关节炎

彭晓春

案例与思考

隔壁邻居赵姐姐是一位年轻的"宝妈"，最近带孩子做第一次体检后，着急地咨询关节外科医生："我宝宝刚去体检了，体检医生说宝宝的髋关节活动有些紧张，臀纹路不对称，建议去小儿骨科就诊，有什么问题吗？"关节外科医生说宝宝可能得了髋关节发育不良。什么是髋关节发育不良？应如何治疗？

髋关节发育不良是指由于髋臼发育缺陷造成髋臼对股骨头的覆盖不良，头臼吻合差，导致长期生物力学的异常而逐渐出现股骨头半脱位，负重区软骨退变，如不及时矫治，可引起严重的继发性骨关节炎。

小儿髋关节发育不良要早检查、早发现

在新生儿的第一次体检中，医生会把新生儿的大腿屈曲分开再伸直

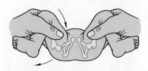

脱位试验：证实髋关节可脱位
（慎重操作）

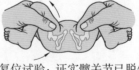

复位试验：证实髋关节已脱位，
并可以复原

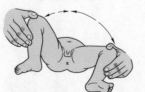

外展受限

双下肢不等长（Galeazzi 征）

臀纹
不对称

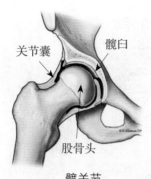

关节囊　　髋臼

股骨头

髋关节

并拢，这样的动作是在检查新生儿的髋关节是否存在发育不良。如果发现孩子两侧髋关节不对称或髋关节紧张，建议尽快带孩子去小儿骨科做进一步检查，排除髋关节发育不良的可能。

　　髋关节是一种杵臼关节，正常发育的股骨头呈球状，完全嵌在窝状的髋臼里。如果髋关节发育过程中出现异常，股骨头不完全或者彻底脱离髋臼，也就是髋关节发育不良。据统计，大概每1 000 个孩子有 1 例发生髋关节发育不良，其中左侧发病概率高于右侧，女孩发生的概率约是男孩的 5 倍。

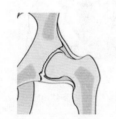 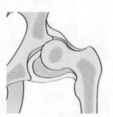 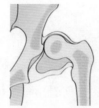 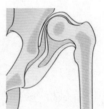

髋臼、股骨头发育不良　　　　半脱位　　　　　　轻度脱位　　　　　重度脱位

　　髋关节发育不良在早期仅表现为皮纹不对称和髋关节紧张，在孩子能够行走后，会出现患儿不愿站立行走及行走姿势异常等，通常到这时候家长才发现问题。此时患儿负重行走后髋关节可能会出现半脱位，若不及时治疗，部分患者易发展为完全脱位。完全脱位的治疗非常困难，保守治疗往往难以奏效，而手术远期治疗效果也不确切。因此，早发现、早治疗是治疗髋关节发育不良的关键。

如何诊断小儿髋关节发育不良

　　小儿髋关节发育不良大多是先天性的，原因很多，常见的有遗传因素、胎儿在母亲子宫中的体位不良或小儿体内激素水平等。

　　如果家族有髋关节疾病史，怀孕 4 个月时就可以做 B 超检查，孩子出生 4 个月后可以做 X 线检查确诊。对于很多父母来说，在没有去

髋关节发育不良引发髋骨关节炎出现的症状

疼痛　　　　跛行　　　　活动受限　　股骨头缺血性坏死

该病自然病程的病残率很高，严重影响患者的生活质量

医院做检查之前，如何看出孩子可能存在髋关节发育不良非常重要。下面列举小儿髋关节发育不良的典型症状供父母们参考。

1. 双侧臀纹不对称　小孩的双腿出现一条长而另一条短的情况；或一侧大腿或臀部相比，另一侧出现多余的皮肤褶皱。

2. 双侧的髋关节活动不对称　如果给孩子更换尿布时发现孩子一条腿的伸展不如另外一条腿，那么小孩的髋关节很可能出现了问题。

3. 走路跛行　小孩下地走路时出现跛行，或身体向一侧倾斜，或用脚尖点地行走。

4. 疼痛　小孩在活动时可能会出现疼痛，然而在早期，该症状可能不明显，容易被忽略。

如果出现以上情况，就一定要及时到医院相关专科做检查。一旦存在髋关节发育不良却未早期发现并干预，很可能会因为治疗不及时造成孩子的残疾。

根据患儿年龄不同，髋关节发育不良的治疗方法也有很多种，建议到小儿骨科就诊，让孩子尽早获得专业、有效的诊断和治疗。

小贴士

- 非专业人士或父母不要轻易使用上述所用的专业手法检查婴儿，以免对婴儿的关节造成伤害。
- 不同年龄段的孩子有不同的治疗手段，请多多咨询关节外科医生。
- 如果在孩子小的时候没有经过髋关节检查，等到孩子走路后才发现问题并不会错过最佳治疗时期，仍有办法治疗，请及时前往医院就诊。

骨关节炎的诊断

"伪装者"的真实身份

谢雪涛

案例 与 思考

患者，女性，59 岁。在从学校教师岗位退休后，喜欢在家上网。遇到身体不适，常常首先在网上查询相关疾病的知识。近来，患者在跳广场舞后出现左膝酸痛，于是又向网络求助。但关于膝关节疼痛的网络信息铺天盖地，让张阿姨觉得有时是得了"骨关节炎"，有时像"腰椎间盘突出"，有时又觉得像是"关节感染"。在反复思考对比后，还是决定到医院挂号去询问一下医生。

虽然骨关节炎的发病率很高，但其临床表现并无特异性。有时其他一些疾病也会"伪装"成骨关节炎来"迷惑"医生和患者，致使病情耽搁，延误治疗。

在临床上，容易与骨关节炎混淆的疾病不少，以下列举一些常见的"伪装者"，可供大家在鉴别时参考，但要识别伪装者的真实身份仍需要寻求医学专业人士的帮助。

类风湿关节炎

一般 40~60 岁女性易发，可表现为双侧膝关节肿胀、疼痛和活动障碍，晚期可出现膝关节畸形。这些临床特点也常出现在膝骨关节炎中，因而容易被误诊。要想揭开"伪装的面具"，需做进一步的"盘查"。

• 该病会表现为晨僵（即晨起时多关节活动不灵活的主观感觉），以双侧手部小关节为主，每次发作多持续超过 30 分钟。

- 一般为多关节对称性受累，不止局限于双侧膝关节，还有指关节、踝关节、髋关节、颞下颌关节等。
- 类风湿关节炎患者血清中类风湿因子多为阳性，而骨关节炎患者的血清类风湿因子多为阴性。

痛风性关节炎

好发于 40 岁以上男性，多发生于髋关节、膝关节、肘关节等大关节，与骨关节炎症状类似。

- 痛风更多见于足踝部关节，尤以第一跖趾关节最为常见。症状以单侧足第一跖趾关节内侧的急性红肿、疼痛为主。
- 骨关节炎的发病多与近期活动量增加有关，而痛风性关节炎的发作多与患者发病前饮酒或进食大量高嘌呤食物有关。
- 部分患者有高尿酸血症。
- 反复发作患者的软组织内还会有痛风结节，严重者会导致关节畸形、功能障碍和骨质破坏。

化脓性关节炎

多见于老年体弱和慢性关节疾病患者，也可见于因骨关节炎向关节腔内注射药物之后。因为此类患者多有骨关节炎的病史，容易被误认为骨关节炎复发；若未能及时辨别出关节化脓性感染，病情可能发展成脓毒血症，危及生命。

- 关节周围的红、肿、热、痛症状较骨关节炎明显，而且多伴有全身症状，如发热、畏寒、乏力、食欲差等。
- 血常规检查，白细胞总数增多和中性粒细胞比例升高，C 反应蛋白和红细胞沉降率明显升高。
- 关节穿刺液呈脓性，而骨关节炎中关节穿刺液多为清亮液体。

腰椎间盘突出

与骨关节炎一样，腰椎间盘突出也属于退行性疾病，多见于中老年患者。腰椎间盘突出也会引起下肢髋关节和膝关节的疼痛，X 线片上多还有髋关节和膝关节的骨关节炎表现，但患者的症状来源是腰部椎间盘刺激或压迫神经根。对于这类患者，切勿误认为是骨关节炎而进行膝关节内注射钙剂或关节置换手术，因为这并不会缓解腰椎间盘突出的症状。

• 腰椎间盘突出引起的下肢疼痛属于放射性疼痛，又称为坐骨神经痛。当下肢伸直抬高时，由于后方神经根受到牵拉而引起或加重疼痛。

• 往往伴有下肢的感觉异常，如皮肤麻木等。

• 很多患者还伴有腰部疼痛不适。

• 腰椎 CT 或 MRI 检查有助于鉴别疼痛来源。

小贴士

• 骨关节炎患者年龄往往偏大，常有一些合并症，如腰椎间盘突出或痛风等。

• 虽然多种疾病都可以导致膝关节疼痛，但只有分析清楚疼痛的主要来源，才能进行针对性的治疗，从而获得较好的效果。

• 在网络上，丰富的健康信息促进了大众对健康和养生知识的关注，但普通人缺乏对疾病的鉴别能力，所以还是建议大家在生病时及时就医，而不是根据网络信息给自己诊治。

关节炎也有红肿热痛

谢雪涛

案例与思考

患者，女性，63 岁。体型较胖，但很喜欢旅游，特别是在退休后经常约上姐妹们跋山涉水、周游列国。前几日，刚从黄山旅游归来，感觉右侧膝关节彻底"报废了"，不仅疼痛难忍，而且较对侧肿胀明显，皮肤温度甚至有些烫手，右腿根本不敢动弹。于是，在旅游回来第二天，就让家人带她去骨科门诊就医。

追问病史，患者以前也曾有右侧膝关节疼痛，但一般症状轻微，在家稍休息一下就好了。这次发作症状严重，让患者不知所措。

根据 2018 年世界卫生组织（WHO）在日内瓦发布的《2018 世界卫生统计报告》，我国的人均期望寿命为 76.4 岁。根据新华网 2019 年 2 月 15 日发布的数据，2018 年上海市户籍人口的人均期望寿命为 83.6 岁。这意味着我们身边的银发老人会愈来愈多。

但衰老不仅限于头发变白，身体的各脏器和各关节也在悄悄变"老"，典型的表现就是关节不再像年轻时那样灵活和"耐用"了，在劳累时常常"发脾气"，表现为关节表面皮肤发红、发烫，以及关节肿胀、疼痛等，简称"红肿热痛"，这很可能就是骨关节炎，又称为关节的退行性变化。

骨关节炎可发生于人体的任一关节，但多见于下肢的承重关节，如髋关节和膝关节等。其中，膝关节位置表浅，内部结构复杂，而且又非常灵活，所以最容易患上骨关节炎。骨关节炎的红肿热痛，一般表现为膝关节周围皮肤发红、肿胀、皮温升高（高于周围或对侧膝关节的皮肤）和关节疼痛。这些症状可同时出现，也可仅有关节疼痛或关节疼痛合并肿胀等；常发生在关节过度使用之后，有时也会在劳累和天气变化时出现。这些表现虽然类似于膝关节感染，但患者往往无全身症状，如发热（常在 38℃以上）、全身乏力、食欲下降等。

骨关节炎虽然也是一种炎症，但只是一种无菌性炎症，是由于关节磨损过度，关节内滑液相应地分泌过多造成的。关节内滑液大量积聚会导致关节肿胀，甚至会限制关节的活动；滑液中有大量的炎性因子，会刺激周围皮肤内的毛细血管使其扩张，局部血流增多，从而导致皮肤温度增高和皮肤发红；这些炎症因子和关节腔内压力过高会刺激关节周围的神经末梢，引起关节疼痛。所以，很多患者在抽取关节积液后疼痛会减轻，关节肿胀缓解，皮肤温度和发红现象也有好转。

骨关节炎的另一特征是症状时好时坏，随着年龄增长，发作频率越来越高。早期可能是活动过度后才偶尔出现关节的"红肿热痛"，或者仅出现关节疼痛，并无"红肿热"的症状。如果任其发展，关节"闹情绪"的频率会逐渐增加，严重时"红肿热痛"一起袭来。再过几年，可能下楼梯或者步行买菜都成问题，严重影响生活质量。骨关节炎长时间的反复发作，还会导致关节僵硬和屈曲畸形，使得患者身高变矮。

值得欣慰的是，随着医学技术的不断进步，骨关节炎虽仍无法根治，但通过改变生活方式、合理锻炼、口服药物、局部注射或手术治疗，"红肿热痛"的症状可以得到良好的控制，使其不再成为老年人的"烦心事"。

小贴士：锻炼应循序渐进

对于已患骨关节炎的患者，既不能运动过度，也不能不运动。

- 运动过多会造成关节磨损增加，不运动则会加重肌肉萎缩和骨质疏松。
- 应当根据自身条件，平时多进行一些舒缓的持续性运动，以使全身微微出汗，而关节没有酸胀、疼痛等不适为宜。
- 如果运动过后，关节出现酸胀、疼痛则应减少运动量。

关节的累积伤害

沈龙祥　施慧鹏

案例与思考

　　患者，男性，55岁。从青年时期就酷爱运动，尤其擅长跑步、足球、篮球，曾扭伤过几次脚踝，虽然有肿胀症状，甚至出现了皮肤下的瘀青和瘀斑，但是他每次仅冰敷再静养，稍微忍耐一段日子就好了，伤愈后照样生龙活虎地回到运动场。最近发现右脚踝一直肿胀、疼痛，晨起时有僵硬感，虽活动后会好转，但活动过多疼痛会加重，已影响日常生活。到医院检查发现踝关节有陈旧性骨折，下肢力线轻度内翻，关节间隙缩小且不对称，关节内部散在若干游离体，局部增生组织有韧带钙化表现——典型的创伤性关节炎。

　　生活中，常碰到这样一群人，他们年轻时因受伤没有及时治疗，加上长期的大运动量，慢性损伤反复发作，可引起创伤性关节炎。特别是中年以后，随着体重增加、运动减少，机体自身修复能力越来越弱，就会让创伤性关节炎向骨关节炎转变，这时想运动已经没有能力运动，生活质量将大大下降。以下是常见的关节累积性伤害发生的主要原因。

不合理运动

　　俗话说，生命在于运动。然而运动的方式以及运动量都要符合自己身体的实际情况。

　　以下情况，运动损伤关节的概率会大大提升：①平时不运动，突然进行高强度运动，如平时基本不跑步，突然下决心跑了三五千米，甚至更远距离。②肥胖人群由于体重较重，关节负担较重，如果为了减肥而去爬楼梯、跑步等，过量运动会加重关节负荷，无疑是雪上加霜。③中老年人（40岁以上的女性和50岁以上的男性）平时没有锻炼的习惯，突然进行爬山等高强度的户外运动。④有关节损伤病史的人患骨关节炎的概率是普通人的3~6倍。

因此，开展体育锻炼活动、运动计划等，凡事都应当循序渐进，过犹不及。

特殊职业劳动

人的关节如同机器的轴承，数十年运转下来，伴随年龄的增长，关节内的部分软骨经过长期摩擦而发生不同程度的损耗。特别是对于某些特殊职业，关节长时间处于过劳的情况下，发生意外的概率就会上升，如诱发骨关节炎。①建筑行业的工人更容易患髋关节和脊柱骨关节炎。②拳击运动员比普通人更容易患掌指骨关节炎。③篮球运动员多发膝骨关节炎和踝骨关节炎。④芭蕾舞演员踝骨关节炎的发病率较高。

不良生活方式

农村膝骨关节炎患病率高于城市，山区膝骨关节炎患病率则高于平原地区，这些均提示生活方式对于骨关节炎的发生有巨大影响。不当的用力姿势、长期提重物或压迫承重关节等，均会加速磨损关节上的软骨，不仅会增加意外受伤的概率，也会引发关节腔及关节周围的炎症，加速骨关节炎的发生。

关节的损伤一旦发生，修复就是一个漫长的过程。如果在这期间还不注意改变原有的运动方式、调整劳动强度和生活节奏，损伤将会不可避免地累积和加重，导致相应部位的关节出现各种各样的症状和体征，最后不得不过早加入骨关节炎的大军。

预防骨关节炎小贴士

流水不腐，生命在于运动。

但是水滴可以穿石，

不恰当的运动可导致骨关节炎。

运动需要根据自身承受能力，

选择合适的运动方式，

做好职业防护，预防骨关节炎的发生。

改变生活方式，

远离骨关节炎。

全身性的关节痛

类风湿关节炎

薛 勤

> **案例与思考**
>
> 患者，女性，48 岁。从事文案工作，偶发手指小关节疼痛，早期没有太在意，觉得自己年纪大了有骨质增生，也可能是关节劳损，休息一下就会好的。但是关节的疼痛非但没有缓解，而且还出现了红肿症状，晨起时手指有僵硬感，握不拢拳头，于是她到医院就诊，医生诊断为类风湿关节炎。患者非常害怕，回想自己外婆就有"类风湿关节炎"，双手关节严重变形像"鸡爪"，连吃饭穿衣都不能自理，后悔没有早点到医院去确诊。

类风湿关节炎的发生

类风湿关节炎是一种以累及四肢小关节为主的慢性全身性炎症性疾病，主要表现为对称性、慢性、进行性多关节肿痛、发炎。一般女性好发，发病率为男性的 2~3 倍。可发生于任何年龄，高发年龄为 50 岁左右。在我国其患病率为 0.32%~0.36%，大概有 400 万 ~500 万患病人群。

类风湿关节炎最早、最常见的受累关节是手指的近端指间关节、掌指关节、腕关节及跖趾关节，疼痛早期容易被误认为关节劳损、骨质增生等。另外也可侵犯一些特殊的关节，如面部的颞颌关节受累表现为张口、吃东西困难；颈部的寰枢关节受累造成颈部活动障碍，被误认为颈椎病等。

类风湿关节炎的确切发病原因尚未弄清楚，现有研究已经确定了几个危险因素：①可能与雌激素有关，女性雌激素水平高，这是类风湿关节炎在女性中发病率高的重要原因。②在类风湿关节炎的发展中有遗传因素，有家族遗传史者发病率比一般人群要高。③病毒或细菌感染、环境潮湿、吸烟、职业接触某些粉尘（如二氧化硅、木材或石棉），也会增加患病风险。

类风湿关节炎的表现和症状

类风湿关节炎起病隐匿，临床表现也存在个体差异：①有些仅表现为轻微疲劳、低热、乏力、食欲不振、手脚发麻及皮肤下凸起结节。②有些有短暂的少数几个关节疼痛、肿胀。③有些有快速进展的多关节红肿热痛，甚至出现肺、心脏、肾脏、神经系统等内脏损害。

类风湿关节炎的主要关节症状包括以下几个方面。

（1）关节晨僵：由于关节腔积液致使关节僵硬，晨起时尤为明显，可持续数小时或更长时间，活动后可缓解。

（2）关节肿胀：关节积液、滑膜增厚、软组织炎症等可致关节肿胀，指关节呈"梭形"肿胀。

（3）关节触痛：关节自觉痛和触痛，常呈中等程度钝性疼痛，也有患者感到剧烈疼痛。

（4）关节畸形：当软骨、骨破坏时关节出现各种畸形，如手的尺侧偏斜畸形，指关节呈"钮扣花"或"天鹅颈"样畸形等，可使患者失去生活自理能力。

30% 类风湿关节炎患者发病后 1 年内，关节 X 线片可观察到骨质破坏；50% 在 5~10 年内出现关节残疾；90% 可能在 20 年内残疾，快速

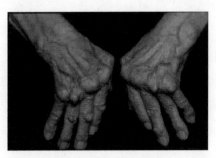

双手可见类风湿结节，尺侧偏斜畸形，掌指关节半脱位，肌肉萎缩

发展患者可在发病后 6~12 个月出现关节残疾。很多类风湿关节炎患者没有得到早期诊断和治疗，所以类风湿关节炎是造成我国劳动力丧失和残疾的主要原因之一。

类风湿关节炎不仅影响关节，还是一种全身性疾病，可能有很多关节外的表现。

（1）一般表现：发热、类风湿结节（好发于肘部、骶部等经常受压处）、类风湿血管炎（表现为手指或脚趾端坏死、皮肤溃疡或发黑等）及淋巴结肿大。

（2）心脏受累：可有心包炎、心肌炎、冠状动脉炎、主动脉炎、传导障碍等表现。

（3）呼吸系统受累：可有胸膜炎、肺动脉炎、间质性肺炎等。

（4）肾脏表现：主要有原发性肾小球及肾小管间质性肾炎、肾脏淀粉样变，以及药物治疗导致的肾功能损害。

（5）神经系统：除周围神经受压的症状外，还可诱发神经疾病、脊髓病、周围神经病及缺血性神经病等。

（6）慢性贫血：是最常见的关节外表现。

（7）消化系统：可出现胃胀痛、消化道溃疡甚至出血等。

（8）眼部：可有葡萄膜炎、巩膜炎、干燥性角膜结膜炎及角膜溶解等。

类风湿关节炎的诊治

一旦有关节肿痛出现，应该及时就诊。医生会根据患者病情的发生和发展，做相应的关节及身体检查，以确定是否有关节炎症，另外心脏、肺部、眼睛、口腔和四肢等也应该同时评估；并进行血液检查，或X线、超声、磁共振等影像学检查。

自身抗体检测在类风湿关节炎的诊断中具有重要意义，目前临床常用的检测项目包括类风湿因子、抗环瓜氨酸肽抗体、类风湿因子抗体、抗葡萄糖 -6- 磷酸异构酶抗体以及抗核抗体等。

此外，骨关节炎处于活动期时常有红细胞沉降率、C 反应蛋白增高的现象，此时行关节穿刺取关节液检查对进一步明确诊断有参考价值。

影像学检查中手关节及腕关节的磁共振检查可提示早期的滑膜炎病变，对发现类风湿关节炎患者的早期关节破坏有很大帮助。关节超声是一项简易的无创性检查，对于滑膜炎、关节积液以及关节破坏有鉴别意义。

骨关节炎同样以中老年女性患者多见，好发于负重大、活动多的关节，如膝关节、脊柱、髋关节、踝关节、腕关节等，临床表现也有关节疼痛、压痛及晨僵等，但检查血常规，C反应蛋白、红细胞沉降率、免疫复合物及血清补体等指标一般在正常范围，类风湿因子阴性。骨质疏松多见于绝经后妇女和老年男性，以疼痛、脊柱变形和发生脆性骨折为主，但许多骨质疏松症患者早期常无明显的自觉症状，往往在骨折发生后经 X 线或骨密度检查时才发现已有骨质疏松改变。而类风湿关节炎大都合并骨质疏松，所以在诊断时应特别注意，避免遗漏。

如果已经明确诊断为类风湿关节炎，应该正确认识疾病，树立信心和耐心，积极配合医生治疗。有多种治疗类风湿关节炎的药物，如非甾体抗炎药、改善病情的抗风湿药物（DMARD）、糖皮质激素、天然植物药、生物制剂等。越早开始治疗，治疗结果就越好。

小贴士

类风湿关节炎的发作往往与天气及环境有关，多雨、潮湿、阴冷的环境容易使关节肿胀、疼痛加重，所以要保持住宿环境干燥，平时要注意保暖，夏天不要长时间吹冷空调，避免贪吃生冷、性寒及刺激性食物。

另外，各种感染（如感冒、咽炎及急性胃肠炎等）、外伤、心情不畅也是类风湿关节炎的诱因，在日常生活中要增强体质、减少感染、保持心情舒畅及积极锻炼。

强直性脊柱炎是骨关节炎吗

薛 勤

案例 与 思考

患者，男性，23 岁。从高中起就经常觉得双侧臀部交替性疼痛发作，有时夜间疼痛更加明显，并时有痛醒，早上起来腰部僵硬，但活动后又有好转，由于学业繁重，无暇顾及。近来感觉颈部活动僵硬，觉得症状越来越严重，遂去医院就诊，经医生诊断为强直性脊柱炎（AS）。

什么是脊柱强直？即人体脊柱及周围肌肉发生僵硬、活动受限，可伴有疼痛或畸形。

脊柱是人体的支柱，古时候称作"龙骨"，由 24 块椎骨、1 块骶骨和 1 块尾骨借韧带、关节及椎间盘连接而成，是支撑人体的栋梁。脊柱也会患病，AS 就是一种主要侵犯脊柱关节、脊柱旁软组织及韧带的慢性风湿性疾病。很多患者早期会出现腰背部痛或发僵，髋部、臀部或大腿根部交替性疼痛，病情可反复发作。早期患者往往会忽视这些症状，随着病情演变，逐渐向胸部、颈部脊椎扩展，并出现相应部位疼痛、僵硬、活动受限；发展到晚期，脊柱会出现弯曲畸形。

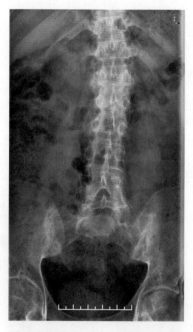

强直性脊柱炎患者 X 线片显示腰椎竹节样改变，双侧骶髂关节模糊不清，关节间隙狭窄

强直性脊柱炎有时也表现为脊柱外关节受累的情况。据统计，我国30%~45%的患者是从外周关节开始发病，常见的有膝盖、脚踝部红肿或疼痛、行走困难，一般以单侧、非对称性关节肿痛多见。髋关节受累表现为大腿根部或髋部疼痛、行走困难、大腿外展、后伸活动受限，站立或负重时加重，甚至不能行走，只能卧床或坐轮椅，严重者最终可发生脊柱和关节强直，造成驼背、行走困难等严重残疾，是我国青壮年致残的主要原因。也有患者出现肘部、手和足等小关节的受累。

强直性脊柱炎是一种慢性进行性自身免疫性疾病，主要表现为脊椎关节及韧带发炎和僵直硬化。病情严重者，整个脊柱关节粘连在一起，使脊柱变得僵硬而不能弯曲，甚至连日常生活和工作也受到影响。

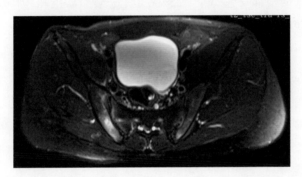

强直性脊柱炎患者骨盆磁共振显示骶骨及髂骨骨髓水肿

强直性脊柱炎的发生机制

考古学发现，在数千年前的古埃及法老拉美西斯二世的木乃伊骨骼中就有 AS 的证据；我国对 AS 的描述最早见于公元前 475~ 公元前 221 年的战国时期。根据 AS 的临床特征、发病机制及病情演变过程，将其归属于痹症之"骨痹""肾痹""腰痹"范畴等。

目前致病原因仍未完全明确，可能由多种因素引起，包括遗传和非遗传方面的原因。有不少患者有家族遗传史，如父子、母子或祖孙、叔侄等都患有此病。该病与 *HLA-B27* 基因密切相关，我国正常人群 *HLA-B27* 阳性率为 2%~7%，而强直性脊柱炎患者的 *HLA-B27* 阳性率高达 91%，但 *HLA-B27* 基因触发该病的机制仍然不清楚。感染有可能是触发该病的主要环境因素，如在泌尿道感染、腹泻、痢疾后易导致细菌抗原具免疫性而触发此病。

AS 通常好发于青壮年，发病高峰年龄为 15~35 岁（平均发病年龄为 25 岁左右），男性患者多见（男女患病比为 5∶1）。我国 AS 的患病率初步调查为 0.26%，大约有 500 万患者。除了脊柱及四肢关节出现疼痛甚至红肿外，AS 还可侵犯到重要脏器，如眼睛会出现葡萄膜炎（国外有研究提示葡萄膜炎的发生率为 16%）。葡萄膜炎一般出现于患 AS 之后，少数也可出现于患 AS 之前数年。当虹膜炎发作时，患者会感到刺痛、畏光、中度视力模糊及飞蚊症，眼睛会发红充血，尤其在角膜附近（角膜缘）。绝大多数患者有反复发作史，复发间隔短至 3 周，长达数年，再发往往有季节性。心脏受累没有典型症状，心脏超声可以检测出主动脉瓣的根部发生病变，25%~30% 患者有心电图异常，少数患者因伴发主动脉炎而引起心脏扩大，心率不正常，随病情的发展可发生心绞痛，病程后期可以出现充血性心力衰竭。病程长的患者查体可发现胸廓畸形、心界扩大、血压升高。有的患者还可出现皮疹、腹痛、腹泻等炎症性肠病症状，若影响到肾脏可出现血尿、蛋白尿、肾功能受损，甚至肾衰竭等。其他并发症还有驼背时压迫引起的肺部感染、瘫痪等。

强直性脊柱炎的治疗

由于 AS 起病隐匿，容易被忽视，往往误认为是劳累或外伤引起的腰痛。国内外的研究提示，AS 患者从出现症状到明确诊断，延误的平均间隔时间可达 5~10 年，导致很多患者丧失了最佳治疗时机。

目前，AS 有很多治疗方法。①非甾体抗炎药被推荐给有疼痛和僵硬症状患者的一线治疗药物，是所有 AS 患者的首选治疗药物。AS 患者使用非甾体抗炎药后，可迅速改善患者腰背部疼痛和发僵，减轻关节肿胀和疼痛，并增加患者活动范围。②用于改善病情的抗风湿病药物（DMARD）也被称为慢作用药物，近年来用于治疗 AS 的 DMARD 包括非生物制剂和生物制剂。特别是抗肿瘤坏死因子（TNF）生物制剂问世以来，已有超过数百万患者受益，它不仅能有效控制病情，还可大大提高患者的生活质量。目前，提倡早期使用抗 TNF 生物制剂治疗 AS，以达到控制病情进展和减少致残的目的。

　　年轻人特别是男性，如果有腰背痛、髋部及大腿根部疼痛，或者外周的关节肿痛，久坐或者早上有腰背部僵硬表现者，一定要及早就诊，因为强直性脊柱炎不仅影响脊柱及关节，还会影响内脏，所以确诊后一定要全面检查，制订合理的治疗方案。

　　日常生活中注意保持正确的姿势，尽量做到站如松、坐如钟、挺胸收腹。每天坚持适量运动和合理膳食，保持乐观的心情。

骨质疏松与骨关节炎的二三事

施慧鹏　陆　叶

　　岁月荏苒，人终有老去那一天，也不得不面对各种疾病的侵扰，你我都不例外。邻居老关就没能避开两种疾病：骨质疏松与骨关节炎，都是老年人最常见的退行性疾病，不但发病人数逐年增加，而且由此带来的健康问题、家庭社会矛盾日益尖锐。

　　老关今年 65 岁，住在老式公房三楼。以前觉得三四楼推窗望月景观好，单位分房时欢天喜地，对分配到住一楼的我趾高气扬、挤眉弄眼。可从 5 年前退休开始，他便感觉越来越力不从心，特别是上三楼有点吃力，需要到二楼休息一会儿才能爬上三楼，主要的原因是膝关节痛和肿胀。3 年前下楼时不小心跌倒在地，右腕一撑——就骨折啦！作为老朋友、老邻居的我，用老关的案例来同大家科普一下，如何应对老年人经常遭遇的骨质疏松和骨关节炎这两种常见病。

　　骨质疏松是一种以低骨量和骨组织微结构破坏为特征，导致骨质脆性增加和易于骨折的全身性代谢性骨病，它的发生与内分泌代谢（主要为雌激素、甲状旁腺激素、降钙素和活性维生素 D_3）、营养状况（钙、磷、蛋白质和脂肪等）、物理因素（运动、体重）、免疫功能和遗传等因素密切相关。而骨关节炎是以关节软骨进行性损害（变性、破坏及骨质增生）为特征的一种慢性关节退行性病变。骨关节炎不单单是关节软骨的病变，软骨下骨也同样会发生复杂的病理变化。软骨磨损后露出软骨下骨，反应性改变增生使其硬度增加，为了适应身体负担或减少变形，发生反应性改变或增生，形成老百姓俗称的"骨刺"，这也是骨关节炎又称为增生性骨关节炎的原因。但骨关节炎软骨下的囊性改变又削弱了骨的结构面而引起骨萎缩，负荷小的部位产生骨赘，部分覆盖关节软骨。

流行病学研究显示，骨质疏松与骨关节炎大多在 50 岁以后发病，女性发病多于男性，与受力学因素和激素水平有关。虽然骨质疏松与骨关节炎发病缓慢，但个体间轻重程度的差异较大。两者最终均会导致关节活动功能障碍，甚至骨折，致残率高。

骨质疏松和骨关节炎的关系

骨质疏松和骨关节炎是两种疾病，两者有没有关系呢？目前尚无确切定论。最近一些研究表明，骨密度增高与骨赘的形成有关，患有手部骨关节炎的患者较普通人来说，后者发生骨质疏松的概率更大，并认为骨密度测定值并不能完全反映人体全身骨密度的真实情况，因为骨密度测量时主要测量腰椎和股骨头中心。研究发现，上下肢骨关节炎会影响其邻近骨组织的骨密度，下肢骨关节炎导致邻近骨组织（脊柱、股骨颈等）骨密度增加，而上肢骨关节炎导致邻近骨组织（桡骨、肱骨等）的骨密度减少。下肢是承重关节，承受应力大，故加速骨质形成；而上肢因关节疼痛，活动减少，应力传导减少后不利于骨质形成。甚至发现骨关节炎患者股骨头内部的骨密度也不一致，负重区骨密度升高，并与骨关节炎严重程度有关，中心区骨密度正常，非负重区则下降，呈现骨质疏松，提示人体关节骨骼内部各部位骨密度与应力大小成正比。

骨质疏松和骨关节炎同属老年退行性疾病，在许多方面相互交织，有相似之处，但两者之间明确的关系尚不能界定，它们的发病机制存在重要的关联。临床上大都主张，伴发骨质疏松的骨关节炎患者，在治疗骨关节炎时也应同时治疗骨质疏松，治疗骨质疏松的药物同时能缓解骨关节炎的进展。由于骨关节炎和骨质疏松往往并存，且临床表现又存在一些相似之处，故在临床诊断上要注意鉴别。临床医师在诊治骨关节炎时，应将测量骨密度列入常规检查项目。在治疗上，除对骨关节炎进行对症治疗外，还应注意防治骨质疏松，这对骨关节炎的康复非常有帮助。在骨关节炎早期使用抗骨质疏松药物，可改善和重构关节软骨下骨的微观结构，防止软骨进一步损伤，从而延缓甚至阻止骨关节炎的发展。

什么是脆性骨折

脆性骨折，顾名思义，指骨头变脆、变弱，哪怕只受到轻微外力就可能导致骨折。骨质疏松患者肌肉力量减弱，人体平衡协调能力下降明显，这些都是骨质疏松骨折即脆性骨折发生的重要因素。骨骼肌也是活性维生素 D_3 作用的靶器官，活性维生素 D_3 可增加肌力，调节肌肉的钙代谢，缓解骨质疏松的肌肉和软组织痉挛及放射痛，增强神经和肌肉的协调性，减少跌倒，从而有效减少骨质疏松髋部骨折的发生。人们常说的"缺钙"，可能是人体对钙的吸收不良，而钙主动吸收的主要调节者就是活性维生素 D_3，活性维生素 D_3 的水平不足或功能低下在骨质疏松发生的因素中比钙不足更重要。

虽然多数骨关节炎患者骨密度正常或升高，但多项研究均提示，骨关节炎患者发生脆性骨折的风险并没降低。一方面，骨密度并不能反映骨强度真实情况，骨关节炎中骨松质和软骨下骨骨密度升高，但软骨下骨质量较差、钙化不良，同时局部骨更新率增加导致骨低矿化，较多数量类骨质，导致骨小梁数目增加、分离减少，从而导致骨密度测量值有误差。因此，对骨关节炎患者骨密度的高估往往会忽略脆性骨折的发生，有学者提出评估脆性骨折风险时，应将骨关节炎视为危险因素。另一方面，骨关节炎患者因关节疼痛而长期卧床，导致步态不稳及肌肉力量减弱，更易跌倒，也使骨折风险增加。

怎样正确使用手杖

古希腊神话故事《俄狄浦斯王》里有一则谜语：世上有一种动物，早上用四只脚走路，中午用两只脚走路，傍晚用三只脚走路。其实这三只脚就是指拄拐的老年人。如何正确使用手杖，这是一个容易被忽略的重要问题，适当时候使用手杖，尤其髋骨关节炎患者，步行时使用手杖可减少40%应力。所以，无论骨质疏松或骨关节炎，使用手杖均可减少摔倒的发生概率，避免发生脆性骨折。

专家提醒，使用手杖时，站立位手杖的高度以到腕横纹处为宜，手握手杖时肘关节轻微弯曲。手杖要用健腿侧的手握持（左腿伤了，右手拄杖；右腿伤了，左手拄杖）。行走时，手杖先向前一小步，迈出患腿，再迈健腿。这样以健腿为重心支撑，身体略向健腿侧倾斜，可明显减轻患腿侧的负重。在上下楼梯时，记得是"健腿先上，患腿先下"。

骨关节炎的治疗建议

如果将老年人比作"老爷车"，身体各零件均有不同程度磨损，由于软骨经过长时间的使用，尤其体态较胖者，或者经常爬楼、爬山者，软骨被不断磨损，软骨下骨露出后反应性增生形成骨刺，骨刺反复刺激周围组织或破损的软骨，诱发关节的局部炎症，而致关节疼痛、肿胀和畸形。若患骨关节炎，应如何治疗和保护关节？主要措施包括：减负强骨、消炎镇痛、适当运动。

1. 减负强骨　指要减少骨骼的负担，如减轻体重，少爬山、少爬楼梯、少背重物等。减肥对骨关节炎患者非常重要。据研究，女性肥胖人群患骨关节炎的风险会增加 4 倍，男性肥胖人群患骨关节炎的风险增加 5 倍。而对于已经肥胖的人来说，需至少减重 5%，才能有效降低各承重关节的负重。体重指数（BMI）每降低两个百分点，发生骨关节炎的概率就降低 50%。

强骨是指强壮骨骼，让骨头变得更加结实。骨的主要成分是磷酸钙，因此补钙时别忘了补磷，如果仅补钙而不补磷，只形成碳酸钙而使骨质较脆。同时，还要测定血液中维生素 D 含量是否正常，否则钙无法被身体吸收，而会通过肠道排掉。当然维生素 D 也不能摄入太多，过多会使骨变得更软，所谓过犹不及。

2. 消炎镇痛　是骨关节炎最常使用的治疗方法。这里的炎症不是细菌引起的炎症，而是无菌性炎症，所以骨关节炎不用口服抗生素。无菌性炎症可导致关节疼痛、肿胀及功能障碍，可使用各种非甾体抗炎药治疗。如果合并其他内科疾病，尤其是心血管疾病、消化性溃疡等，应主动告知医生，以便根据病情调整用药方案。

3. 适当运动　骨关节炎是一种长期磨损、老化的疾病，"得了骨关节炎后本来就疼痛难忍，应当尽量少活动"，这个想法是不可取的。除了骨关节炎急性期、关节肿胀的患者需要限制活动外，运动锻炼不可少。适当的运动不仅能防止肌肉萎缩、延缓关节退变的进展，更重要的是对高血糖、高血压、高血脂，以及心、脑血管疾病等具有防治作用。适当的运动，还可以减轻体重。

有些极端人士认为骨关节炎是由于运动少导致关节不灵活，一定要多爬山、多跑步及多加锻炼，这种观点也是不可取的。不同患者应根据病情的轻重评估自身关节承受力，遵循循序渐进的原则。若运动后出现关节疼痛或不适的情况，应减轻运动强度，缩短运动时间，及时调整运动计划。

对于脊柱骨关节炎，可以适当向各个方向活动，前后旋转、左右侧弯、仰头低头、转动脖子、前伸后仰等，增加关节的运动范围。对于髋骨关节炎和膝骨关节炎，应选择非负重运动方式，最好是游泳、骑自行车、划船、深水漫步等，酌情选择散步、慢跑，应避免负重、爬山、远行、下蹲起立、跳跃等活动。但是，对于颈椎小关节骨关节炎患者，不适合游泳。症状较轻者可选择物理治疗，包括针灸、按摩、推拿、热疗、水疗等，主要是通过增强局部血液循环，减轻疼痛和改善关节功能。

一般的骨关节炎每周运动 3 次，每次 30~45 分钟。出现下列状况时应停止运动，并及时咨询医生，如关节疼痛加剧、活动不能、僵硬、眩晕、轻度头痛、气短等。

小贴士

老关上次跌倒后，去医院手法复位并石膏固定 6 周后开始康复训练。现在，老想着跟我换房子，夸我筋骨好可以登高。我说 5 年后我也有可能既有骨关节炎又有骨质疏松。所以从现在开始我邀请老关一起进行防跌倒功能锻炼，晒太阳补钙和补充维生素 D，每年测量一次骨密度，养成良好的饮食习惯。老年朋友如果有骨骼疼痛、关节畸形、身高变矮，就需要去医院检查骨代谢指标，应用抗骨质疏松药物；采取"减负强骨、消炎镇痛、适当运动"等措施。正确认识骨质疏松、骨关节炎的症状，知晓其发生的原因和过程，早预防、早诊断、早治疗，共同维护健康。

易受骨关节炎青睐的关节

沈龙祥

案例与思考

患者，女性，68 岁。到了儿孙满堂的年纪，家庭和睦、生活幸福，照理她应该开开心心才对，可是最近她却整天愁眉苦脸，原来是因为她最近饱受髋部和膝盖疼痛的困扰，腰痛也经常发作，给她本来的幸福生活蒙上了阴影。家人带她去医院检查，医生说张阿姨患有腰椎、髋关节和膝关节的骨关节炎。

哪些关节是骨关节炎较容易累及的部位呢？一般是人体负重较大的关节，如膝关节、髋关节、脊柱、踝关节。但并不是不承受体重的关节就不会累及，下面我们就来学习哪些关节易受骨关节炎的青睐。

1. 肩骨关节炎　肩关节是人体活动范围最大的关节，肩骨关节炎多见于上肢体力劳动者，如司机、收银员等。由于肩关节活动较频繁，积累损伤导致肩部酸痛，长时间工作或者劳累后可能更加明显，应该与颈椎病鉴别。

2. 肘、腕及指间骨关节炎　肘骨关节炎往往活动受限比较明显，而"晨僵"是指间骨关节炎的表现，气压降低或空气湿度增加时加重，这种症状一般在活动后可以缓解。相较于肘关节和指间关节，腕关节发生骨关节炎的机会较少。有些腕关节先天性尺骨征阳性（尺骨比桡骨长，正常人应该是桡骨远端长于尺骨远端，即称为"尺骨征阴性"）的人群，因为尺骨远端和腕骨的"冲撞"，这种日积月累的损伤也易于发生腕骨关节炎。

3. 髋骨关节炎　髋部较上肢发生骨关节炎的概率更高，多发生于体重较重者，他们的关节负担重，尤其在高强度的运动后，更易发生典型的髋关节疼痛。髋骨关节炎病程较长者，关节活动度下降，关节无力导致行走时"打软腿"，不能完全伸直或有活动障碍。

4. 膝骨关节炎　最常见的骨关节炎，休息或夜间膝盖部位间歇性隐痛，甚至疼痛难以忍受。尤其在膝关节肿胀时，按压也有疼痛的感觉，活动后有可能减轻。也可能出现"晨僵"，并且疼痛可与天气变化、潮湿受凉等因素有关。

5. 踝骨关节炎　在走路时有踝关节酸胀疼痛的感觉，或是感觉脚踝有"咔哒"的弹响声，这可能是骨关节炎发生在踝关节的表现。老年人因为关节的老化，易于发生踝骨关节炎。爱好运动的年轻人也需要提高警惕，因为运动防护不到位，踝关节很容易受伤，损伤后没有恢复或者反复的损伤常常导致踝骨关节炎。

6. 脊柱骨关节炎　弯腰时腰背部位酸痛，甚至静止时也有腰背部疼痛的感觉，这是骨关节炎累及脊柱的预警信号。长时间站立者以及重体力劳动者，如建筑工人、搬运工人等，人体脊柱这个"大梁"长久超负荷承重，就有发生脊柱骨关节炎的风险。有时弯腰会自觉"咔哒"声响，这是脊柱里面小关节不稳定的表现。

人体的其他关节，例如足关节也有可能发生骨关节炎，但较少见。患者往往因足部疼痛就诊，X线等辅助检查可以帮助明确诊断。

小贴士

- 骨关节炎多发生于人体承受重量的大关节。
- 髋关节、膝关节是骨关节炎的主要发病关节。
- 骨关节炎后期进行关节置换手术也是以髋关节和膝关节为主。
- 对于非承重关节的疼痛、弹响要引起重视。
- 发现症状需及时去医院检查和治疗，阻断骨关节炎的发生和发展。
- 骨关节炎尽早治疗，可以改善生活质量和提高工作效率。

足踝部的关节炎和其他炎症

施忠民

案例 与 思考

14岁的小刘两年前因为一次车祸，导致右侧脚踝开放性骨折，送到医院做了踝关节内固定手术。术后病情好转，经康复功能锻炼后重返学校。可最近小刘总觉得踝关节疼痛不适，来医院复诊得知患上踝骨关节炎。骨关节炎不是经常发生在膝盖、髋部、手腕等部位吗？而且为老年人多发？为什么年轻的小刘会患踝骨关节炎？

踝骨关节炎

人体就像一部机器，虽然设计精巧、性能超群，但长期使用亦会发生磨损、老化，最明显的部位就是骨头间的关节软骨。因为关节软骨要承受人体运动时骨头之间的摩擦和撞击，却只有1厘米的厚度，日积月累下，关节软骨就会出现损伤而导致骨关节炎，严重的骨关节炎会导致关节"罢工"，髋关节、膝关节是这样，踝关节也是如此。

认识踝骨关节炎

踝关节就是通常说的脚脖子、脚腕，是由胫骨下关节面、内踝关节面、腓骨外踝的外踝关节面和距骨的上面及内外踝关节面构成的滑车关节。人体之所以能完成走动、跑、跳等动作，就是因为组成踝关节的每一个零件都处在正常的工作状态。

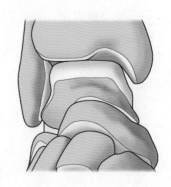

踝骨关节炎与膝骨关节炎的发病明显不同，踝骨关节炎通常由陈旧性伤害（如脱臼或骨折）引起，又称为"创伤后"关节炎。此外还有类风湿关节炎等自身免疫性疾病也可引起踝骨关节炎。膝骨关节炎则多以原发性退行性关节炎为主。

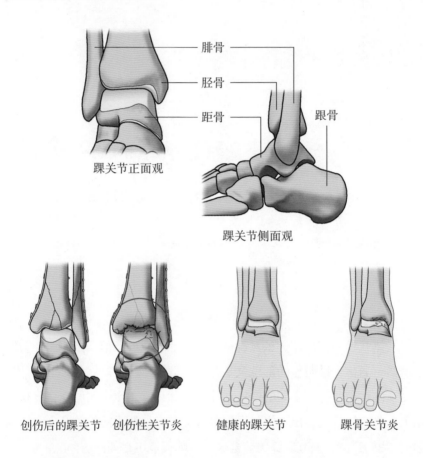

腓骨

胫骨

距骨

跟骨

踝关节正面观

踝关节侧面观

创伤后的踝关节　　创伤性关节炎　　健康的踝关节　　踝骨关节炎

　　踝骨关节炎有哪些常见症状？患者活动时脚踝会有疼痛，疼痛会随着活动量增多而加剧，乃至活动受限，如下蹲困难，还可能伴有踝关节肿胀。

踝骨关节炎的治疗

　　踝骨关节炎的治疗需根据症状的轻重程度差别对待。

　　1.踝骨关节炎早期　要尽可能避免加剧踝骨关节炎症状，不要做剧烈的运动，可选择游泳等关节损伤较小的运动。其次，可以通过一些康复治疗增加踝关节附近的肌肉力量，提高肌肉耐力。再者可通过口服非甾体类抗炎药缓解疼痛症状。

2. 严重的踝骨关节炎 踝关节疼痛剧烈或日常活动受限，甚至已经无法活动，只能考虑进行手术治疗，如踝关节镜手术、踝关节置换术、踝关节融合术、踝关节牵拉术等，手术方案根据具体情况而定。

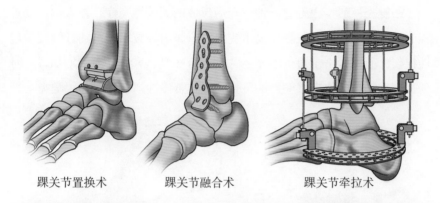

踝关节置换术　　　踝关节融合术　　　踝关节牵拉术

就医小贴士：步态分析

　　足踝医生喜欢让患者没事来回走两步，并且密切观察患者的行走姿态。不要感到惊讶，因为行走时下肢的整体状况可以反映出臀部、膝盖、脚踝存在的问题。脚掌与地面的接触也能反映出一些问题。例如踝关节活动受限时，行走时脚后跟会过早抬高，脚踝弯曲的频率会增加。医生或足踝专家会检查患者的脚部活动情况，来查看患者的下肢反应。

跟腱炎

　　古希腊神话有这样一则故事：阿喀琉斯一出生就被母亲握住脚踝倒浸在冥河里，经受神水的磨练而全身刀枪不入，唯一遗漏的就是被母亲捏在手里的脚踝。

　　这个被握住的脚踝后来成了阿喀琉斯唯一的弱点，类似于金钟罩的"命门"。尽管他在特洛伊战争中所向披靡，勇猛无比，但最后还是死于脚踝中箭。

这就是著名的西方谚语"阿喀琉斯之踵",其意指"致命弱点"。英文里的"跟腱"也叫作阿喀琉斯腱。某种程度上说明跟腱这个特殊部位确实给人们带来了不少麻烦事,是人体比较容易受到伤害的地方,如跟腱炎。

认识跟腱炎

跟腱炎一般指跟腱急慢性劳损后形成的无菌性炎症。在人体运动过程中,小腿腓肠肌和跟腱反复承受过度牵张力导致跟腱内的纤维发生慢性损伤,而跟腱由于血供不充足常常愈合缓慢。另外,突然增加锻炼时的强度或频率常常带来额外的负担,导致急慢性损伤,引起跟腱炎。

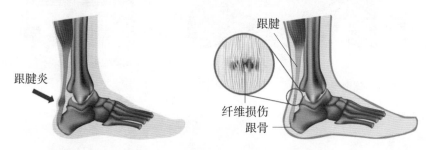

跟腱炎损伤机制

跟腱炎的诊断

出现足部症状时,如何自行判断有没有跟腱炎,以及到医院就诊时,该如何配合医生完成跟腱炎的诊断工作?

1. 家庭诊断 01:谁容易"中箭" 任何人都有可能患跟腱炎,以下为跟腱炎的高危因素。

• 资深跑步爱好者由于长期跑量较大,跟腱往往处于过劳状态。研究表明,10% 的高水平长跑者都有跟腱相关疾病,有的人病程长达 10 年,52% 的长跑运动员出现过跟腱炎。

• 中年跑步爱好者更容易出现跟腱炎,近年来加入长跑大军的主要是中年群体。这类人群跟腱周围肌肉组织开始退化,更容易受伤,因此需要特别预防和重视。

• 扁平足、肥胖等身体因素可能会给跟腱带来更大的压力,并引起跟腱炎。

• 鞋子因素,如长期穿高跟鞋,在换回平底鞋时跟腱会面临巨大的压力，穿破损的鞋子也会增加患跟腱炎的风险。

• 糖尿病和高血压患者患跟腱炎的风险均高于普通人群。

2. 家庭诊断 02：如何早期判断跟腱炎　跟腱炎从轻到重有许多不同的症状，找出潜在的症状可以帮助我们尽快得到有效的治疗方案。

• 早上起床后感到跟腱部位疼痛或僵硬。因为睡觉时脚背一般伸直，起床后双脚落地时，跟腱从整晚的放松状态转变为牵拉状态，如果局部有炎症时就会引起疼痛。

• 跟腱或脚后跟的疼痛会随着活动而加重。

• 运动或剧烈运动后感到局部疼痛加重。

• 跟腱或脚后跟区域持续肿胀，并随着活动量增大而症状加重。

• 自我感觉跟腱增厚。

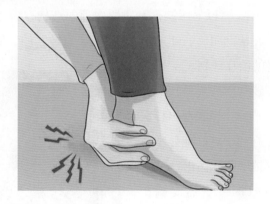

3. 家庭诊断 03：怀疑跟腱炎如何自检　如果发生上述异常感觉，可用手轻轻按压脚后跟区域，帮助发现跟腱的异常形态，辅助诊断跟腱炎。

• 轻轻触摸跟腱和脚跟，感觉肌腱肿胀或变厚。

• 用手指感觉位于脚跟后部的肌腱附着点有没有骨性突起。

如何就医

如果发现以上症状，应及时选择骨科就诊。

1. 医院诊断 01：看医生不要犹豫　跟腱炎是非常常见的疾病，如果发现脚踝、跟腱或足跟部位出现严重疼痛，请尽早求助正规医院的骨科医生或足踝医生，他们可以帮助你得到适当的治疗。

2. 医院诊断 02：配合医生的体格检查　结合病史，医生会进行跟腱炎相关的体格检查，以诊断跟腱炎。

- 沿着肌腱检查脚后跟有没有肿胀。

- 检查跟腱是否变粗或者增厚。

- 在肌腱止点部位寻找或感觉是否有骨刺。

- 摸肌腱，感觉最柔软的点在哪里。

- 检查炎症的位置，靠近脚后跟或相对远离的部位，以判断跟腱炎的类型（止点性跟腱炎或非止点性跟腱炎）。

- 若跖屈（踮脚尖）能力下降，还需测试脚踝的运动范围。

3. 医院诊断 03：如何确诊　若体格检查无法确诊跟腱炎，可借助 X 线或者磁共振成像（MRI）检查来帮助诊断。

- X 线和 MRI 可以显示腿部和脚跟内部的结构，借此医生更容易识别跟腱炎，并帮助明确病灶（止点性 / 非止点性）的具体位置，更有助于制订完善的治疗计划。

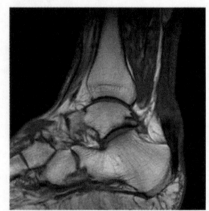

- 拍摄 X 线片时放射科技师会根据医生的要求，让患者摆出特定的体位，这样有利于更好地显示跟腱部骨刺、肌腱增厚或钙化。

- 拍摄 MRI 时患者需要躺在大型扫描仪上几分钟。MRI 可以显示肌腱损伤的严重程度，并帮助评估所需的治疗类型。

就医小贴士：跟腱小档案

- 跟腱是人体最强壮的肌腱，但同时也是我们身体最脆弱的地方。

- 跟腱位于小腿后方，起始于小腿中部，止于跟骨结节后面中点，肌腱由上而下逐渐变厚变窄，由带状肌腱纤维组成。张力通过肌肉收缩传递到跟腱。由于跟腱的横断面较肌肉组织小得多（约 1∶60），跟腱组织负担的单位张力远高于肌肉，因此容易在运动中遭受损伤。

足底筋膜炎

刘女士一直对自己偏重的体重烦恼不已,看到朋友圈里那么多朋友每天晒的数万步数,就下定决心每天也要走满一万步,晒朋友圈之余还能通过锻炼减轻体重,一举两得!可坚持了不到1个月,刘女士就感到脚跟疼痛难忍,最后实在忍受不住,只好到医院检查,这一查吓一跳,医生诊断为足底筋膜炎。

走路真能减肥吗?让我们来仔细算算这笔账。

其实,每天走一万步,消耗240~300千卡热量。把这些热量折算成我们每天吃的食物,相当于消耗2.6碗米饭、4个苹果、2 700克小白菜、3.8个鸡蛋、94克(两块)蛋糕……是不是有点少?

那么足踝专科的医生又是怎么算的呢?走一万步 = 双脚射了一万支箭。就是说走一万步相当于身体被当作箭一样被射了一万遍。

这是为什么?

足底筋膜炎的发生机制

足弓的功能就像弓(就是射箭的弓),足底筋膜就像装在这把弓上的弦。弓弦适度的张力使足弓保持良好的形状。人体在行走时,随着下肢肌肉的牵拉,"弓弦"会不断地收紧和伸展,把人体像箭一样弹射出去。可当足弓拉得太满和拉伸太频繁,弓弦就会出问题,它会像"弹棉

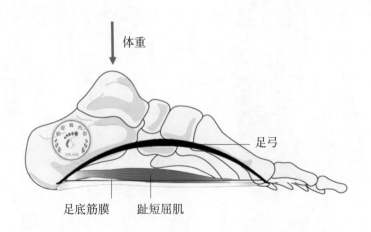

体重

足弓

足底筋膜　趾短屈肌

花"一样，不断地弹到脚底上。这就是跖筋膜炎，俗称足底筋膜炎。

足弓的组成，可分成骨性结构的支架与软组织的悬吊固定，足踝的多块骨头，彼此之间由韧带维持稳定，形成一个类似拱桥的内高外低的弓体，而足底筋膜连接脚跟（跟骨）与前足（趾骨）间的强韧肌束，就像弓箭上的弦一样，具有维持足弓形状与结构的功能，当足弓过高或过低时，容易造成足底筋膜张力与压力不平衡，行走时的反复拉扯容易产生炎症反应，适当的休息可得到缓解。

足底筋膜炎的临床表现

夜间睡觉休息时炎症物质持续累积，所以在晨起下地的最初几步，会在脚跟底部感到异常疼痛，待肌肉活动开后才会逐渐缓解，一旦继续过度使用，炎症会持续加重。

足底筋膜炎的位置分布

2013 年对多名患者进行超声诊断的一项研究发现：足底出现退行性改变的部位较为分散，不仅局限在足跟周围，但以足跟周围居多，约 4% 的患者有全足底疼痛的现象。再对照下面的足底负重分布区域图，可以看出疼痛发生的区域与足底负重的大小基本上是重合的，也就是负重越多，越容易受伤。

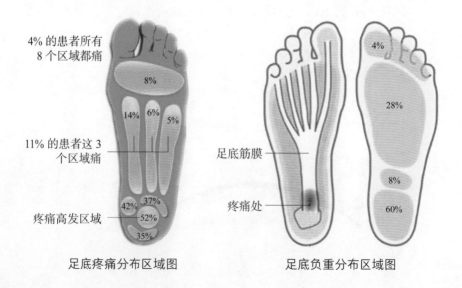

足底疼痛分布区域图　　　　足底负重分布区域图

小贴士：足底筋膜炎的高危人群

如果有以下情况之一，属于足底筋膜炎的易发人群：

- 扁平足导致足部过度内翻。
- 高足弓。
- 足部负载过重，例如：怀孕或肥胖。
- 跟腱紧缩过短。
- 年龄增长，足跟部衬垫的萎缩变薄。
- 穿不适当的鞋，如硬鞋底的鞋或鞋垫足弓支撑不良。

知识能够改变生活，明白了以上道理，学会正确地运动和锻炼，减少不必要的损伤，可让足底筋膜炎远离你。

寻找蛛丝马迹，给关节
找个透视镜

朱振中

案例与思考

60 岁的胡大妈关节痛已经两三年了，X 线检查也做了不少，每次医生都说问题不太大，是年纪大了以后关节软骨质量变差了，所以会疼痛。每次疼得厉害就到医院开一些止痛和营养软骨的药，休息一段时间也会慢慢好起来。但这段时间感觉疼痛越来越厉害了，关节也明显感觉肿了起来。这次看病医生让她复查 X 线和磁共振检查，说是有必要看看里面的软组织情况。胡大妈有点不明白，以前都是做 X 线检查就行了，为什么这次还需要做磁共振检查呢？

骨关节炎是以关节软骨变性、损伤为主并伴随关节附属结构病变的常见慢性骨关节疾病，影像学检查及诊断标准对骨关节炎的诊治具有重要意义，主要项目包括：X 线平片、CT 检查、磁共振检查和关节造影，其中评价骨关节炎最常用的影像学检查为 X 线平片和 MRI，X 线平片多表现为骨赘形成和关节间隙狭窄，MRI 表现为软骨缺损、骨髓水肿、关节积液等。

骨关节炎 X 线检查特征

1. 髋关节　①髋关节周围低应力区的代偿修复过程中所形成的骨质增生及骨赘。②骨质重塑引起的软骨下骨硬化。③软骨破坏、缺失导致的关节间隙狭窄。④股骨头撞击、挫伤引起的髋臼或关节面下囊肿及假性囊肿形成。

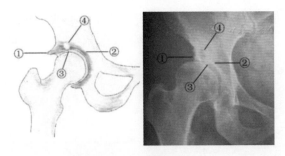

髋骨关节炎 X 线表现

2. 膝关节　①股骨和胫骨内外髁、胫骨髁间嵴、髌骨前后缘等部位的肌腱、韧带、关节囊附着处的骨赘形成。②关节面软骨下的骨质硬化。③股胫关节及股髌关节间隙狭窄。④多发游离骨软骨小体。

骨关节炎 MRI 检查特征

尽管 X 线平片能够很好地显示骨结构的细节和整体解剖关系，同时一些经典的骨关节炎诊断标准也是建立在 X 线表现的基础上，但 X 线改变的严重程度滞后于临床症状，而较低的软组织分辨率对骨关节炎的早期诊断及整体评价关节也远远落后于临床需求。MRI 具有较高的软组织分辨率、多序列、多层面成像等优点，是唯一能够直接显示关节软骨的成像方法，对早期骨关节炎的诊断具有重要意义。而 MRI 的一些特殊序列能够提供更多关节软骨生理学的定量信息，可在更早期检测到软骨内蛋白多糖及胶原基质的丢失。

除了显示关节软骨损伤形态学及生理学的改变，MRI 可对关节软骨、半月板、关节内韧带、滑膜、滑囊结构、骨质、骨髓等病变进

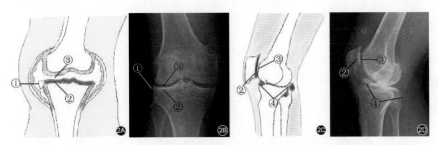

膝骨关节炎磁共振表现，可见骨髓水肿、关节腔及髌上囊积液、半月板脱出或损伤、软骨下骨囊变、髌骨附着病、软骨磨损或破坏

行整体评估，对骨关节炎的进展及分级具有更高的可靠性、特异性和敏感性。因此，MRI 在骨关节炎的临床及研究领域占据越来越重要的地位。

小贴士

- X 线检查对骨关节炎来说是最基本，也是最具诊断价值的检查，但是缺点是对软组织的分辨率较差。
- CT 分辨率高，可显示关节面的详细情况、软骨下骨的骨小梁密度变化、囊性变程度、骨结构破坏等细微改变。
- MRI 则可以非常清晰地显示软组织、软骨下骨、韧带和软骨的病变。
- 三者各有优缺点，不能相互替代。

为什么关节里会有水

王善智

案例与思考

— "医生，严重不？"

— "没什么事，回去休息几天就好了。"

— "医生，您对我说实话，我能接受。"

— "真的没事，回去吧。"

— "医生，虽然片子我看不懂，可是影像报告上的白纸黑字我还是懂的。您看这个——诊断意见：右膝关节积液。关节里面都积水了，怎么会没事？您就跟我说实话吧，我能接受。"

— "……"

　　门诊经常遇到这样的患者，非常担心自己关节里面的"积水"。但关节内的"积水"和通常意义上的水并不是同一概念，医学上一般叫关节腔积液。

　　关节腔积液到底有多严重？在回答这个问题之前，我们要认识关节里的"水"有什么作用，又是从何而来？

关节里的"水"有什么作用

　　正常情况下，人体关节腔内有少量液体，又叫关节液。关节腔内表面覆盖一层膜，叫滑膜，关节液就是由滑膜分泌并吸收的，这个过程处于一种动态平衡。

　　1. 润滑作用　在相互接触的软骨面之间起润滑作用，使两者之间的摩擦力下降，从而起到很好的保护关节面的物理作用。

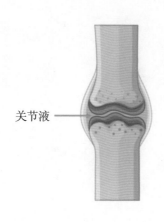

关节液

2.营养代谢作用　关节腔内有软骨、韧带、半月板等重要结构，这些结构和组织的大部分营养来自关节液，与此同时它们的代谢产物也可以通过关节液被带走并吸收，从而维持关节腔内的环境相对稳定。

左侧关节结构示意图中，蓝色部分即为关节腔，腔内有关节液作为润滑剂和营养液。

关节里的"水"从哪里来

正常情况下，关节腔内的液体生成和吸收保持平衡，无论是生成增多还是吸收减少，任何破坏这种平衡的因素都可能导致关节腔积液增多。严格说，关节腔积液不是一种具体的疾病，而是一种症状，膝关节的很多疾病都可以引起关节腔积液。比较常见的原因包括以下两大类：

1.关节外因素　风湿免疫系统疾病（如类风湿关节炎）往往病变累及关节，导致关节腔内的滑膜增生充血，使得关节液生成过多。另外，关节所在肢体的严重静脉回流障碍（如重度静脉曲张），也会导致关节液吸收减少而产生积液。

2.关节内因素　包括以下几种情况。①关节内滑膜自身异常增生性疾病（如色素沉着绒毛结节性滑膜炎），大量滑膜增生可导致关节腔血性积液。②关节内感染或关节内重要结构损伤，如化脓性关节炎、半月板损伤等也可导致关节腔积液。③关节附近的软组织肿瘤也可导致关节腔积液。

关节里有"水"是什么感觉

关节腔积液的症状包括以下几方面。

1.关节肿胀　由于积液增多导致关节腔内压力增高，患者往往会感到局部持续性胀痛。如果关节位于体表，从外观上就可以见到关节肿胀、增粗。

2. 关节活动受限 关节通常保持在腔内容积最大的位置，积液导致关节内压力增高后，由于活动时腔内容积发生改变，这时压力相对较低，刺激小，人体感觉会舒适一些，具体表现为关节活动受限甚至强迫在某个角度。

3. 其他症状 有些疾病还会引起关节发红、发热等症状。

综合以上表现，肿、痛、活动障碍都是关节腔积液的常见症状。发生关节腔积液后，应及时到医院骨科就诊，有条件的话选择运动医学专科或关节外科就诊更为妥当。

关节腔积液应对小贴士

关节腔积液的治疗首先要明确病因，治疗方法因人而异。对于滑膜炎引起的关节腔积液，可以试试以下几种锻炼方式：

- 推拿按摩：在关节周围抹些润滑油，从远端往近端（往心脏方向）推，可以促进淋巴液的回流。
- 抬高肢体：平躺，将膝盖下方垫高（高于心脏），利用重力作用，促进淋巴积液回流。
- 踝泵运动：躺着的时候多活动活动脚踝。利用踝关节缓慢的屈伸，使肌肉产生一个挤压放松的作用，像一个泵一样，促进肿胀的消除。

骨关节炎治疗方法大展示

骨关节炎的药物治疗

郭跃武

案例与思考

患者，女性，年逾七旬，非常喜爱跳舞唱歌，可是近半年来广场上能见到她的次数越来越少了，舞伴们一问才知道，她患了膝骨关节炎，疼痛使她不得不放弃跳广场舞。曾到医院就诊，骨科医生给出的建议是服用消炎镇痛药治疗，暂时不需要手术或其他创伤性治疗。可患者听人说吃药不好，消炎药伤胃，搞不好弄个胃出血，小病变大病不值得，于是决定停止服药。半年熬下来，虽活动量减少了，体重却增加了，膝关节也更痛了。那么，骨关节炎到底该不该吃药呢？

骨关节炎不同阶段有不同的治疗方法，但在患者的整个病程中，伴随时间最长、经常需要面对的则是口服药物治疗。口服药物因其简单易得、价格便宜、患者容易接受和依从性好等特点在骨关节炎的治疗中占据重要地位。通常按照治疗目的将其大致分为缓解症状（主要是减轻疼痛的对症治疗）、延缓或改变病程发展（针对病因）两大类。

控制病情发展的药物

氨基葡萄糖是人体关节软骨基质的主要组成成分，所以被广泛应用于骨关节炎的补充替代治疗，长期服用可以延缓骨关节炎的发展，改善骨关节炎的病情，也被称为骨关节保护剂。相对于已经出现明显磨损等病理性改变的关节软骨，骨关节炎的早期诊断和早期治疗十分重要。所以，氨基葡萄糖的服用强调早期、长程，有利于早期修复和维持关节软骨周围的营养环境，强化软骨结构，预防和减少关节软骨磨损带来的炎症改变。

注意事项

- 氨基葡萄糖起效慢，需要长时间服用，对于有肝肾功能损伤的患者，需要定期检测相关肝肾功能的指标。
- 氨基葡萄糖在自然界以多糖形式广泛存在于微生物和动物体内，部分药用的氨基葡萄糖从虾、蟹等甲壳动物中提取，因此对虾蟹类过敏的人群应避免服用。
- 氨基葡萄糖长期服用可能会影响胰岛素的功能，引起血糖的变化，所以糖尿病患者应该慎重服用。
- 氨基葡萄糖不同于一般的消炎止痛药，起效时间较长，往往需要连续服用 2 个月以上才能发挥作用，服用 1 年后才能显示出稳定的疗效，患者在服用时要有足够的耐心。

对症治疗的抗炎止痛药

1. 非甾体抗炎药

- 双氯芬酸钠，常用其肠溶缓释剂型，主要用于骨关节炎的急慢性疼痛治疗。不良反应较少，以胃肠反应为主。
- 对乙酰氨基酚，主要用于骨关节炎的慢性疼痛治疗。不良反应为胃肠反应，长期服用有增加出血风险的可能。
- 布洛芬，主要用于骨关节炎的急慢性疼痛治疗。不良反应为胃肠反应，长期服用有增加出血风险的可能。
- 吲哚美辛，常用其控释剂型和肛用栓剂，主要用于骨关节炎的急慢性疼痛治疗。不良反应为胃肠反应，长期服用有增加出血风险的可能。
- 塞来昔布，主要用于骨关节炎的急慢性疼痛治疗。该药为选择性环氧化酶 -2 （COX-2）抑制剂，与传统非甾体抗炎药相比，消化性溃疡发生率较低。
- 美洛昔康，主要用于骨关节炎的急慢性疼痛治疗。该药为 COX-2 抑制剂，对 COX-1 的抑制作用较弱，与传统非甾体抗炎药相比，消化性溃疡发生率较低。

注意事项

非甾体抗炎药有解热镇痛和抗炎作用，是骨关节炎最常用的治疗药物，但是严重的并发症（胃肠道损伤如穿孔、溃疡或出血等）发生率限制了其临床应用，与非甾体抗炎药相关的消化道损伤的危险因素包括：65岁以上人群、有消化性溃疡病史、大量使用或联合使用多种非甾体抗炎药、合并使用激素、持续用药3月以上、类风湿关节炎患者、女性、吸烟及嗜酒人群等。

部分非甾体抗炎药如阿司匹林、水杨酸、保泰松、吲哚美辛和萘普生等，对关节软骨基质蛋白聚糖合成有抑制作用，不利于骨关节炎的修复，在选用时应加以注意，更应避免长期使用。

另外一些药物如双氯芬酸、美洛昔康等对软骨基质合成无不良影响，甚至有的还有促进合成作用，选用时可优先考虑。还有选择性COX-2抑制剂的美洛昔康、依托度酸和萘丁美酮等对胃肠道而言都有相当程度的使用安全性，且对心血管和肾功能的不良影响较少。而特异性COX-2制剂塞来昔布和罗非昔布的疗效与对照药萘普生、布洛芬及双氯芬酸相当，但溃疡发生率则明显低于同类药。昔布类药物可引起肾脏毒性，其诱发肾功能损伤的最大危险是那些原有肾病变、心力衰竭、肝功能不全、高血压、服利尿剂或血管紧张素转换酶抑制剂的患者，尤其是老年患者。抗炎止痛药物只能解除或减轻骨关节炎的症状，不能改变其病程发展。

2. 弱阿片类止痛药

• 可待因，为弱阿片类止痛药，主要用于骨关节炎的中度以上疼痛，有镇静作用，长期服用有成瘾性。

• 曲马多，为弱阿片类止痛药，主要用于骨关节炎的中度以上疼痛，不良反应主要为便秘和排尿困难。

3. 强阿片类止痛药

• 芬太尼，常用其缓释透皮贴剂，为强阿片类止痛药，主要用于骨该类药物止痛疗效好，但药物的不良反应亦较常见，如恶心、呕吐、腹泻和多汗，以及有一定的耐受性和潜在的药物依赖性都值得重视。

关节炎的重度和急性疼痛，不良反应主要为皮肤反应和过敏。

• 羟考酮，常用其缓释剂，为强阿片类止痛药，主要用于骨关节炎的重度和急性疼痛，不良反应主要为恶心、便秘和排尿困难，有成瘾性。

• 吗啡，常用其缓释剂，为强阿片类止痛药，主要用于骨关节炎的重度和急性疼痛，不良反应为恶心、便秘和排尿困难，有成瘾性。

骨关节炎的内科治疗虽然不能逆转患者病情的发展，但规范、全面的内科治疗可以在较长时间内稳定患者病情，缓解患者症状，减少手术治疗的概率，明显改善患者的生活质量。在选择止痛药物之前应由专科医生进行合理的疼痛评估，结合患者本人的全身情况，充分考量各类止痛药物的副作用，然后依据疼痛治疗药物应用的三阶梯原则制订个体化的方案：①轻度疼痛推荐使用非甾体抗炎药。②中度疼痛推荐使用弱阿片类止痛药。③重度和急性疼痛推荐使用强阿片类止痛药。由低向高逐渐过渡，剂量选择个体化。药物治疗的过程中还应强调定期随访，并兼顾其他非药物治疗方案。

小贴士

• 用药前应进行适当的风险评估，关注患者潜在的内科疾病风险。

• 具体情况具体分析，尽量使用最低有效剂量，个体化剂量。

• 用药期间定期监测凝血功能和肝肾功能。

• 氨基葡萄糖需要长期坚持服用才能见效，过敏体质者慎服。

• 消炎止痛药物可首选对胃肠消化道影响较少的选择性 COX-2 抑制剂，亦可选择缓释剂型或肠溶剂型以将胃肠道的影响降至最小。

• 长期用药应注意随访消化道的情况。

骨关节炎和神经性疼痛的
局部注射治疗

郭跃武

案例与思考

患者，女性，年近60岁。退休后常年在家中帮忙带孙子，除了偶尔感冒，身体一向健康。只是今年中秋刚过，就觉得右肩隐隐作痛，而且逐渐加重，夜间常常痛醒，早晨起床有时连梳头都困难。在老伴的督促下，才到医院看病。医生诊断为肩关节周围炎，也就是俗称的"五十肩"，因为家中的孩子离不开她，就问医生有没有快速治疗的方法，医生在评估了她的全身状况以后，为她实施了局部穿刺注射治疗，一针下去，立竿见影，右肩疼痛完全消失。赵女士又恢复了往日的神采。

局部穿刺注射药物近年来被广泛地用于各种急慢性疼痛的治疗，在慢性骨关节炎、各种神经性疼痛的对症处理方面有着一针见效的快速治疗疗效。通常有直接体表定位穿刺注射和影像（X线、CT、超声）定位引导下穿刺注射，尤其是超声引导下的局部穿刺注射，因其操作简便、定位准确、疗效肯定而为医患双方所认可。

局部穿刺注射药物主要有以下几种：

• 黏弹性补充剂，主要有透明质酸，其分子量通常为 100 000~10 000 000 不等，可以促进软骨修复，减少滑膜增生，延缓骨关节炎的进展和改善关节的润滑效应。

• 局部麻醉药，多采用感觉-运动阻滞分离的局部麻醉药，如布比卡因、罗派卡因，注射浓度为 0.1%~0.2%。

• 糖皮质激素，多选择曲安奈德、复方倍他米松混悬液，可以延长局部作用时间，减少全身吸收以尽可能减轻糖皮质激素对血压和血糖等指标的影响。

- 富血小板血浆，采用患者自身外周全血通过高速离心技术制备，将分离出的富血小板血浆注射到受损的关节腔或肌腱组织附近，可以促进受损软骨或肌腱的修复。

穿刺注射治疗最常见的并发症是穿刺错误导致的误伤，在超声定位的引导下可最大限度地避免错误穿刺。药物带来的不良反应是其次，如糖皮质激素所引起的血压变化、血糖升高、电解质和内分泌功能紊乱等。

目前临床开展的针对骨关节炎及相关症状的穿刺注射治疗主要有以下部位：

1. 颈部骨关节炎及相关症状的治疗　颈部包括颈椎椎体、椎间盘、颈椎骨关节、软骨、韧带、肌肉和筋膜等组织。常见的退行性改变或其他致病因素导致脊髓、神经、血管等组织受到损害，如压迫、刺激、失稳等，均会引起疼痛等一系列症状。通过超声定位引导下对神经、肌筋膜、关节腔等的注射治疗，可以有效缓解疼痛为主的症状。

2. 肩骨关节炎及相关症状的治疗　肩关节是全身活动范围最大的关节，肩骨关节炎的常见症状为肩痛和肩部活动受限。超声定位引导能显著提高肩部穿刺的成功率和精确性，改善注射药物的疗效，减少并发症的发生。

3. 上肢骨关节炎及其他疼痛的治疗　上肢的感觉和运动主要由臂丛支配，臂丛来源于脊神经，其终末支进入上肢后分为腋神经、肌皮神经、正中神经、尺神经、桡神经、臂内侧皮神经和前臂内侧皮神经。针对以上神经路径的局部穿刺注射，可以治疗相应的臂丛神经炎、正中神经卡压症、桡神经卡压症、肘管综合征、肱骨外上髁炎、腕管综合征以及邻近结构的腱鞘炎等。

4. 胸部疼痛的治疗　胸部疼痛包括躯体痛（来源于肌肉、韧带、关节和筋膜的慢性炎症）和内脏痛，该部位的疼痛还有相当一部分是因为外周神经损伤导致的神经病理性疼痛（如手术后肋间神经痛等），通过超声定位引导下神经注射治疗，可以治疗这些神经病理性疼痛，降低疼痛的发生率。

5. 腰部疼痛的治疗　腰部疼痛在临床上较为常见，主要发病原因有腰椎骨关节炎、腰椎退行性改变、腰椎间盘突出、腰筋膜炎等。可以通过体表定位、超声引导下定位或 C 型臂 X 线机引导定位实施穿刺注射，其中尤以超声定位引导下的腰部阻滞治疗能清楚地显示腰部软组织及神经，具有定位精确、操作简便、适用范围广及患者情况不受限制等优势。

6. 盆腔和骶尾部疼痛的治疗　盆腔疼痛可能来自盆腔内脏、神经（骶丛及其分支，如坐骨神经、阴部神经、下腹下神经丛、奇神经节等）、肌肉和骨骼的慢性炎症（梨状肌、盆底肌肉或筋膜、骶骨和尾骨等），在排除由内脏引起的部分因素后，对坐骨神经痛、梨状肌综合征、骶髂关节炎、阴部神经痛、尾骨疼痛等常见疾病，可以采用局部注射的方法缓解和治疗。

7. 下肢骨关节炎及其他疼痛的治疗　下肢疼痛在排除感染和血管因素后的顽固性疼痛，可以考虑行神经阻滞治疗。整个下肢的感觉和运动神经均来自腰骶丛，下肢的主要神经包括坐骨神经、股神经、隐神经、胫神经和腓总神经，这些神经及其分支可能由于病变、创伤和神经卡压而造成疼痛。超声引导下的区域神经阻滞，最为方便、快捷和安全，常用来治疗髋关节炎、膝关节炎、足踝关节炎、足底筋膜炎以及各种神经性的疼痛。

小贴士

- 局部皮肤有感染炎症时应避免行穿刺注射治疗，待感染炎症彻底痊愈后方能进行。
- 局部穿刺注射应争取在影像（如超声）引导下进行，避免损伤血管和神经。
- 穿刺注射后应对局部组织压迫足够时间，避免穿刺点出血、渗血。

骨关节炎的激素治疗

郭跃武

案例与思考

患者是一名销售人员，由于工作的关系，长年奔波在外。患有慢性膝骨关节炎的他为了快速消炎止痛，常常委托在医院工作的朋友外配一些激素类药物带在身边，这类药物就是神速，服用后马上见效，关节疼痛立马消失，感觉身体一下就轻松许多。一天晚上，患者和同事在外聚餐，酒足饭饱之后突然感到腹部呈刀割样剧痛，紧急送往医院后发现是消化道穿孔，连夜做了紧急手术。事后追根溯源，此次消化道穿孔与他长期服用激素有关。

随着老龄化社会的到来，许多中老年人常见疾病的发病率也逐年上升，慢性骨关节炎就是其中之一，它严重影响着患者的工作和生活质量，主要危害体现在疼痛和运动功能障碍。骨关节炎的发病原因有急慢性损伤、退行性改变、代谢性疾病和自身免疫性疾病等，虽然起病缓慢、逐渐进展，但病程迁延、易反复，且呈进行性加重，给患者生理上和心理上双重的打击。治疗方面往往需要长期服用药物治疗，只有当疾病进展到一定阶段，药物和其他保守治疗无效时才考虑手术治疗。

临床医生常给早期骨关节炎患者处方激素类药物（如糖皮质激素）以消炎止痛，因起效快、疗效好而受到患者的欢迎。随着激素类药物在临床的广泛使用，其严重的副作用也随之而来，如医源性皮质醇增多症、类柯兴综合征、严重感染、骨质疏松、消化性溃疡及其他代谢性综合征等，公众也逐渐认识到了滥用激素所带来的危害。然而，在由免疫或炎症反应异常所引发的骨关节炎治疗中，糖皮质激素类药物仍是首选。

在选用糖皮质激素时，必须把握好用药指征，具体如下：

• 治疗前应该明确患者的疾病诊断，并对病情有全面的评估，包括疾病进展的速度、所造成的损害、是否曾经接受过其他药物治疗、疗效如何等。通常情况下，激素类药物的使用仅限于常规治疗无效、进展快速的严重疾病。

• 糖皮质激素的副作用与剂量和疗程密切相关，治疗过程中应避免长期大剂量使用，激素使用超过 7 天的应逐渐减量到停药，短程和小剂量使用一般无副作用。

• 因患者病情需要必须使用长程激素治疗时，应仔细观察激素相关的副作用和并发症，如定期监测血压、血糖和骨密度，并做眼底和胃肠镜检查等，还应关注患者全身是否有潜在的感染病灶，以免失控造成全身感染的危险。

糖皮质激素目前在骨关节炎的治疗上仍较普遍，但除类风湿关节炎以外已很少选择全身给药，主要以局部用药为主，如单药或联合其他用药行关节腔内注射、局部穿刺注射封闭治疗等。只要严格掌握好适应证，合理用药，其副作用是完全可控可防的。

小贴士

• 使用激素类药物前，一定要明确患者自身是否有消化性溃疡、感染性疾病、代谢性疾病等病史，如有应避免使用。
• 慢性骨关节炎患者在使用消炎止痛类药物尤其是中成药时，一定要明确其中是否含有激素成分，如有，还要进一步明确其剂量，并严格遵循医嘱服用。
• 激素类药物（主要为糖皮质激素）主要应用于关节腔注射，可单独使用或联合其他药物使用，通常使用间歇不少于 3 个月，每年不超过 3 次。
• 在使用激素类药物进行抗炎和（或）免疫抑制治疗时，一定要定期随访，严密观察，避免严重并发症的发生。
• 使用激素类药物治疗过程中不要突然停药，以免出现疾病加重或反弹。

如何"贴走"骨关节炎的疼痛
简便有效的贴皮药膏

宓轶群

案例与思考

患者，女性，57岁。2年前被诊断为膝骨关节炎，一直以止痛药来缓解疼痛，平时除了要照顾上幼儿园的孙子还要操心家务。虽然家人和她自己都知道止痛药副作用很多，但为了不影响日常生活，服用止痛药似乎成了一种一劳永逸的方法。有一次，患者在养生节目中得知贴皮药膏可缓解关节疼痛，就抱着试试看的心态去附近药店买了一包贴在两侧膝关节上，结果因为皮肤过敏就没有再贴。后来在医院的一次体检，医生开了3盒关节炎祛风康贴，回家贴了1周后膝盖疼痛缓解了不少。此后患者逐渐减少止痛药的用量，每天坚持贴黑膏药配合适当的运动康复理疗，已经不用再吃止痛药了。

贴剂又称贴片，在20世纪80年代中期广泛应用于临床，其原理是让药物透过人体皮肤吸收，然后进入血液循环发挥疗效。这种经皮肤给药的制剂称为透皮治疗系统（TTS）或透皮给药系统（TDS）。TTS的优点是：可以产生持久、恒定和可控的血药浓度，减轻胃肠道不良反应，避免肝脏的首过效应，提高生物利用度，尽量减少注射带来的麻烦，患者可自行用药，简便易行，可合理控制药物使用的次数和剂量。

药膏的成分，有中药的单方和复方制剂，也有西药的单一和复方制剂，还有中药和西药的混合制剂。

中药透皮贴剂

中药的贴敷是运用中医辨证论治，使用具有活血化瘀通络、祛风散寒、消肿止痛等功效的中药，配合蜂蜜、凡士林等黏合剂制成糊膏，敷贴在相应的穴位而发挥局部或全身性作用。贴敷所用的贴皮药膏是外治法中较常见的剂型，可分为黑膏药和橡皮膏药，因其具有无创、简便、省时、疗效显著、毒副作用小等特点，在外治法中应用广泛。黑膏药是我国特有的经皮给药剂型，狗皮膏是其中经典的代表，具有不伤脏腑气血、消炎镇痛的优点，同时又可避免病气和药气相互对冲产生的恶心、呕吐等不良反应。药物通过穴位的皮肤渗透吸收，不经过胃肠道，避免了消化系统可能出现的不良反应及对药效的衰减，使药物直达病痛区域。

不同成分的药膏适用于不同的病症，狗皮膏中含有补肝肾、强筋骨的补骨脂、菟丝子、续断和杜仲等中药，祛风散寒通络，活血止痛之品居多，用于风寒湿痹、跌打损伤重症兼有肝肾不足者；伤湿止痛膏含活血通络成分的中药较多，且含有芳香化湿之品，因此湿证较明显、瘀血阻滞带刺痛的患者选用更适合。

西药透皮贴剂

吡罗昔康贴片和芬太尼透皮贴剂是市面上常见的西药成分透皮贴剂。吡罗昔康属于非甾体抗炎药，用于骨关节炎、肌痛、骨关节痛、外伤后及骨折愈合后的疼痛。作用机制为通过对环氧化酶的抑制而减少前列腺素的合成，制止炎症组织痛觉神经冲动的形成，解除内源性前列腺素的致炎作用。局部作用，其有效成分可穿透皮肤到达炎症区域，缓解急慢性炎症反应。此类药物仅对轻中度疼痛有效，如头痛、牙痛、关节痛、肌肉痛及月经痛效果较好，对外伤剧痛及内脏平滑肌绞痛无效，非甾体抗炎药物最常见的不良反应有胃肠道损害和肝肾损害。芬太尼是强吗啡类药物，为国家严格管控的精麻类药品，经皮给药具有释药速度稳定、镇痛作用强、成瘾性等特点，只在无法口服或难以控制的癌痛或重度急慢性疼痛的治疗。西药透皮贴剂起效快、疗效肯定，使用方便，得到不少患者的喜爱，但使用不当或过量可能会导致严重的毒副反应。药物过敏现象在西药和中药成分贴皮药膏中都存在，需严格把握用量、频次和敷贴的时间，注意观察所贴区域的皮肤反应，使用前还需考虑是否会与当前正在服用的某些药物发生不良反应。

透皮贴剂使用注意事项

贴皮膏药看似简单，背后却有诸多内涵，在充分发挥其作用的同时，还应注意以下问题：

• 选药要对症，每种膏药都有不同的功效和适应证，要辨证使用。

• 根据不同的病症，选择不同的敷贴穴位。

• 贴膏药之前要擦拭干净患处或穴位的皮肤，如有必要把毛发剔除干净，尽量避免在毛发聚集的部位进行施贴。

• 掌握正确的贴法，黑膏药需提前烘烤化开，待膏药柔软又不烫皮肤时贴于相应部位。

• 患处有红肿溃烂等不适宜贴膏药。

• 含有麝香、红花和乳香等活血成分的膏药，孕妇应禁用。

骨关节炎治疗方法大展示

小贴士

• 贴上膏药的部位应避免碰水，同时禁食生冷、海鲜、辛辣等刺激食物，以免影响膏药的性状及疗效的发挥。

• 贴膏药前应清楚膏药是否含有导致自身过敏的成分，皮肤有破损部位不宜贴膏药。

• 贴膏药的时间不宜过长，一般控制在 4~6 小时。

• 利用中医的辨证论治，除了对"以痛为腧"的阿是穴进行贴敷以外，还可根据"经筋传变"规律，在其传变部位再贴上一二贴药膏，防止其传变，提高临床疗效。

需要经常给关节加"润滑油"吗

徐才祺

案例与思考

患者，男性，52 岁。酷爱运动，平时每天都要跑步锻炼半小时以上，几乎风雨无阻。不过，近期患者发现自己在跑步过程中和跑步后，会出现膝关节内部酸胀不适，有"摩擦感"。

患者的这种感觉，主要是由于膝关节在长期运动中，关节内环境发生紊乱，自我产生的"关节液"不足从而无法起到"润滑"关节的缘故。

关节是两个或两个以上骨头的连接点，骨头和骨头之间的相对运动实现了人的不同动作，如同机械齿轮之间的滚动或滑动。但机器长期运作后，齿轮与齿轮之间会磨损，单纯"硬碰硬"的结果势必是"两败俱伤"，所以齿轮之间需要添加润滑油。而人体关节内存在各种天然的软性保护组织，如关节软骨、滑膜及其分泌的滑液，其中关节软骨如"垫圈"，起到缓冲压力的作用；滑液如润滑油，呈透明或浅黄色，主要含水和蛋白质（玻璃酸钠为主），覆盖在关节的关节面上，减少关节"硬碰硬"的摩擦。

关节滑液的功能

人体各种关节中，膝关节是最复杂、对功能要求最高，也是最容易发生伤病的主要负重关节。青少年时期常常因为运动或康复不当，出现膝关节的肿胀或疼痛，MRI 显示膝关节内韧带、半月板、软骨等重要结构完好，但关节腔有积液、滑膜水肿。这是由于各种刺激导致关节腔内的滑膜异常增生，渗出液体，导致关节膨隆、神经肽等物质异常积聚引发疼痛，此时医生通常诊断为"滑膜炎"。异常的滑膜不再发挥原来的作用，不能保护膝关节。长期的关节积液还会侵袭关节软骨，破坏关节内的其他重要结构，加速膝关节的退变。轻度的膝关节滑膜炎只要适当减少活动量，保持各种锻炼循序渐进，关节各种结构会逐渐适应，滑膜会逐渐恢复。当出现反复大量的关节积液时，则需要考虑关节穿刺抽液，同时向关节腔内注射润滑油，起到替代保护关节的作用。

中老年人常常因为关节退变，软骨磨损，软骨下骨裸露，缺少缓冲，骨与骨之间直接发生骨性碰撞，继发骨质增生，出现膝关节疼痛与活动受限，这就是"骨关节炎"。一般早期骨关节炎，没有明显的力线异常（如罗圈腿），通过口服止痛消肿药物以及注射"润滑剂"，可以短期缓解症状。

如何补充"润滑剂"

"机油"有不同型号，上述关节内注射的"润滑剂"也有不同种类。一般采用玻璃酸钠、局麻药以及激素三类药物联合注射，补充滑液的同时，减轻关节异常反应和疼痛。"润滑剂"半年注射一次，症状减轻后，可以每年注射一次，甚至不用补充。但若症状持续加重，严重影响生活，应及时行关节镜手术进行关节清理，清除关节腔内的异物，合并有罗圈腿时应行截骨矫形手术，矫正下肢力线。

肩关节也是人体中活动度较大的关节。特别50岁左右的女性患者，因体内激素水平的改变等各种因素，容易罹患"五十肩"或"冻结肩"。肩关节的两个骨头因周围组织的异常粘连、挛缩，相对活动度减少，可伴有疼痛。早期可以通过爬墙、划圈以及后伸等功能锻炼改善症状，逐渐恢复肩关节功能。症状严重者，可以向肩关节腔内注射"润滑剂"，并辅以局麻药和激素。3个月后复查肩关节功能，若有改善，可以再补充注射"润滑剂"；若持续症状加重，影响生活，可以考虑手术治疗。

小贴士

人体可分泌滑液缓冲关节压力，给关节加"润滑剂"只是人体功能失代偿时的暂时替代治疗。

对于关节的保护，更重要在于预防，避免手拎过重物品，减少爬山、爬坡、坐矮凳等负重较大的活动，适当进行骑自行车、游泳等小负荷训练，还可选择跑步、弹跳等整体性训练。

人体自带的神奇修复血浆

王善智

案例与思考

患者，女性，刚退休。本来计划和广场舞姐妹们充分放飞自我的她却整日愁眉苦脸，原来是她的骨关节炎又犯了。患者双膝罹患骨关节炎已有多年，曾经多次接受封闭针治疗，但疗效一次不如一次。疼痛发作的时间越来越频繁。后来，患者得知上海交通大学附属第六人民医院开展的新技术——富血小板血浆（PRP）注射技术可有效治疗骨关节炎，就抱着试试看的心态接受治疗，术后第二天发现关节疼痛就大大减轻了。这是什么神奇的技术呢？

认识人体自带的神奇修复血浆

说到富血小板血浆，简称PRP，我们首先要认识制备PRP的原材料——血液。血液的主要成分大家都熟知：红细胞、白细胞、血小板以及血浆，不同血液成分，其大小和重量不同。因此，进行离心操作时，相同成分被挤在一层，不同成分分布在不同的层次。"大个子"红细胞在最底层，"小个子"血小板和白细胞在中间层，"汤汤水水"的血浆在上层。

PRP是通过离心的方法，从全血中提取出血小板浓缩液，含有高浓度的血小板、白细胞和纤维蛋白。血小板激活后能分泌多种生长因子，白细胞可防止

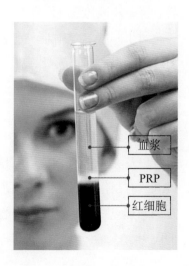

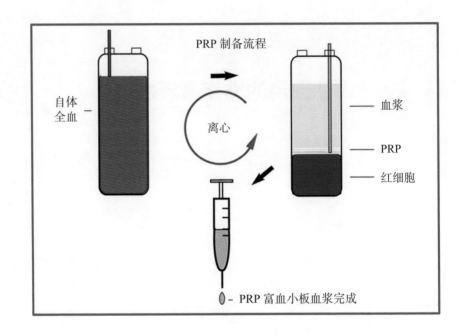

PRP 制备流程

自体全血

离心

血浆

PRP

红细胞

○ — PRP 富血小板血浆完成

感染，纤维蛋白能在局部构建组织修复所需的三维结构。

浓缩的这些 PRP 成分不仅为组织的修复提供了"浓缩的营养"，还为组织修复搭建了更好的修复环境，能促进和加速骨组织与软组织的修复。

由于 PRP 可以促进骨和软组织的修复，且来源于自体，无免疫排斥，制作简单，对机体损伤小。近年来，PRP 已经被应用在许多学科，如骨科、口腔颌面外科、心胸外科、神经外科、妇产科、眼科、耳鼻喉科、普通外科和整形外科等。

对于一些治疗困难、愈合时间长的骨科疾病，如骨关节炎、网球肘、跟腱炎、跖筋膜炎、难愈合创面等，PRR 的治疗效果尤为显著。

PRP 治疗骨关节炎

以往的临床研究证实，PRP 中的活性物质具有促进细胞增殖、胶原合成以及炎性趋化作用，因此有益于组织修复，可协助组织重建。加之 PRP 具有制作简单、使用方便、成本低廉等特点，现已成为骨关节炎治疗的新焦点。近年来有越来越多的临床研究报道了 PRP 在骨关节炎中的应用。

PRP 治疗膝骨关节炎

膝骨关节炎（KOA）是骨科常见的疾病，以中老年人发病为主。其发生原因为关节软骨进行性破坏，其本质为关节软骨基质的分解代谢和合成代谢失衡。因此，保护关节软骨能够阻止骨关节炎的进一步发展，治疗的关键

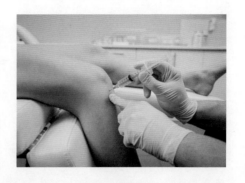

在于促进关节软骨磨损的修复。其中，关节腔内注射药物是保护关节软骨的常用方法之一，包括玻璃酸钠、激素以及生物活性物质。

目前，临床采用关节腔内注射 PRP 治疗膝骨关节炎应用日益广泛。PRP 治疗膝骨关节炎的多项临床研究表明，PRP 能有效缓解膝关节炎患者的症状，PRP 治疗膝骨关节炎比口服镇痛药有更好的疗效。

PRP 治疗髋骨关节炎

同膝骨关节炎一样，髋骨关节炎也是骨科临床常见病之一，主要表现为髋关节活动受限、关节疼痛、肿胀、僵硬。由于髋关节距离体表较深，因此行关节腔注射有很大难度，常需要在 B 超影像引导下进行穿刺注射。

国内 PRP 应用示范

上海交通大学附属第六人民医院张长青教授带领团队，从 2000 年开始，对 PRP 进行了全面和深入的研究，从 PRP 制作工艺、细胞分子、动物实验及临床人体等各层面，探讨了 PRP 修复骨与软组织的机制和疗效。发表了 100 余篇论文，并出版了我国第一部也是目前我国唯一的 PRP 专著。该项目获得国家自然科学基金十余项，荣获中华医学科技奖三等奖、教育部科学技术进步奖二等奖、上海科学技术奖二等奖等。

为了更好地将 PRP 应用于临床以促进患者疾病的恢复，张长青教授团队设计并开发了 PRP 临床应用的制作套装及装置，并与公司合作，

成功实现了医学研究向产业化应用的医学转化过程。该项目拥有自主知识产权，实现了同类产品的进口替代。

就医小贴士

- 为满足骨关节炎、肌腱韧带损伤、骨与软骨损伤、慢性创面患者，上海交通大学附属第六人民医院门诊部（上海市宜山路 600 号）专门设立 PRP 治疗室，方便患者，优化 PRP 流程，缩短等待时间，大大节约了医疗资源。
- 需要特别注意的是：癌症患者、孕妇、有出血倾向者、局部或全身感染等情况不适合做 PRP 治疗。

远离骨关节炎，健康活过 100 岁

打个洞的微创治疗

徐才祺

案例⑤思考

患者，女性，热爱旅游。近期她的膝关节疼痛不适以及"锁住"的现象越来越明显，也越来越频繁，尝试过许多保守治疗的办法（包括注射"润滑剂"、药物治疗、康复训练等）都没有明显改善，再次到骨科就诊。这次，医生建议她进行一个微创手术，打个洞就能把"交锁"的问题解决了，听到能解决问题，已经垂头丧气的陈女士又看到了希望。

骨关节炎在经过一段时间的保守治疗（包括减轻体重、改变运动方式、药物治疗、注射"润滑剂"等）后，仍无法改善症状，且出现明显的关节交锁、关节肿胀等情况时，就应该考虑通过微创手术来处理，主要目标是解决关节交锁，改善关节运动功能。

什么是关节镜手术

关节镜手术，是通过体表小切口，将手术和光学器械伸入关节内部，通过显示器监控、操纵相关器械进行的一种微创手术，有切口小、恢复快等显著优势。

关节镜对治疗骨关节炎有什么帮助

关节镜手术，既可对关节进行全面的检查，准确了解骨关节炎病变范围和程度，还可对关节内部进行清理冲洗，将游离体、半月板碎片取出，对骨赘、退变严重的半月板和关节软骨面、滑膜予切除或修整。关

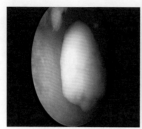
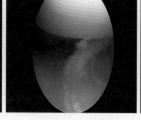
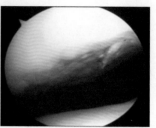

关节镜下游离体　　　　关节镜下半月板损伤　　　　关节镜下软骨磨损

节内软骨碎片可以刺激滑膜组织的炎症和关节积液，通过冲洗去除引起关节机械功能障碍的软骨或半月板碎片后，能立即改善功能，减轻症状，并通过清理关节内环境，可阻止关节软骨的退变。关节镜的应用可显著降低并发症，具有创伤小、恢复快的优点。

关节镜下关节清理术能根治骨关节炎吗

无法完全根治，但能够显著改善症状。骨关节炎是一种退变性疾病，真正的根治只有"返老还童"。

当关节软骨遭到破坏就会发生骨关节炎，这通常可导致疼痛、肿胀及活动障碍。关节镜下关节清理术，就是给关节"打扫卫生"，将软骨、半月板碎片等游离体取出，除掉松动的软骨和其他位于发炎关节的碎片，并磨削骨赘、退变严重的半月板、关节软骨和滑膜组织，反复冲洗关节腔，改善关节腔内环境，能起到缓解症状的作用。

关节镜下关节清理术的适应证

关节镜下关节清理术适应于以下情况：

• 关节边缘骨刺增生严重，影响关节功能，关节面大部分完整，关节间隙仍存在，但患者负重时感关节疼痛，给工作和生活带来困难者。

• 关节内出现游离体，致关节活动受限和交锁。

• 滑膜炎、滑膜肥厚、关节反复肿胀、骨质增生或关节积液者。

• 轻、中度慢性关节炎患者的姑息性治疗。

总体而言，病情越重的患者效果越差，术后症状缓解持续时间越短，越容易复发。关节镜下关节清理术治疗效果是暂时性的，可起到延迟关节置换的作用。

小贴士

　　骨关节炎不是简单的疾病，而是可以细化出多种病变类型的关节炎。它具有关节炎的特征，同时又有形态结构的机械改变，必须具体问题具体分析，不能用单一的方法解决所有的问题。

　　关节镜下关节清理手术确实能够改善症状，但无法做到根治，真正彻底解决问题的"终极武器"则是关节置换手术。

再爱膝关节一次

骨关节炎截骨矫形

谢雪涛

案例与思考

患者，女性，54 岁。一直在郊区经营有机蔬菜，喜欢跳广场舞。近年来，随着她家蔬菜销路越来越好，她的膝关节却越来越"不争气"。经常双侧膝关节内侧疼痛，有时左侧严重，有时右侧严重，行走距离越来越短，双腿也越来越歪。在接受数次保守治疗之后，她终于下定决心到大医院骨科门诊来看一看她的膝关节是否还有救。

在中老年人群中，膝骨关节炎很常见。患者在保守治疗效果欠佳时经常会询问，"我是不是要换关节了？""能不能不换啊？"这一方面说明关节置换手术的相关知识已在人群中有一定的普及率，但另一方面也说明中老年患者对骨关节炎手术治疗的认识仍有不足之处。

事实上，随着病情的加重，很多膝骨关节炎患者会出现下肢变形，呈现 O 形腿畸形，俗称"罗圈腿"，医学上称为膝内翻畸形，这在亚洲人群中颇为常见。膝内翻畸形的典型特征就是在放松状态下，双足并拢

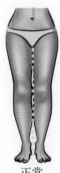 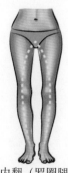 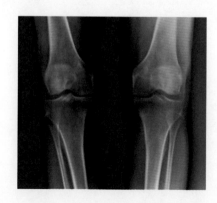

正常　　　内翻（罗圈腿）

站立时，双膝间距明显增宽。这种畸形会使得我们身体的重量过多地集中在膝关节内侧，从而加速内侧关节的磨损和破坏，加重膝关节内侧的疼痛症状。

由于这类患者出现膝关节疼痛的原因是膝关节内侧负重过多，所以，除了让患者减轻体重外，还可以通过改变下肢负重位置，让膝关节内侧负重减少，从而减轻患者疼痛症状。可通过在患者小腿上段做截骨矫形手术，也就是医生通常所说的"胫骨高位截骨手术"。

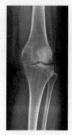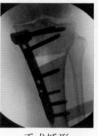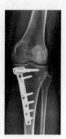

手术前　　　　手术矫形　　　　手术后 2 年

手术前，医生通常会通过拍摄患者双下肢全长的 X 线片来测量负重力线，做好手术矫正计划，一般会过度矫正 3°~5°。通过 20 年以上的随访，轻微过度矫正手术的长期效果最好。手术方法一般是在小腿上段内侧做切口，然后对骨骼做不完全性截断，通过骨骼塑形来获得预期的下肢负重力线，最后用与人体相容性很好的钢板固定截骨区域。术后2~3 天即可正常活动膝关节，下地持拐行走，一般术后 6 周即可脱拐正常行走。随着时间的推移，不仅减轻膝关节疼痛，而且膝关节内侧的关节软骨也会逐渐再生，这就是截骨矫形手术的神奇之处！

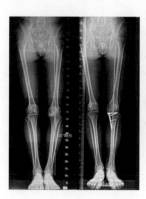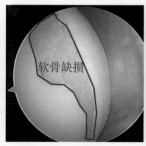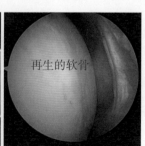

截骨矫形术前　　　　　　术后 2 年

截骨矫形手术的历史要早于关节置换手术，从20世纪60年代起，美国医生即开始通过截骨矫形手术来治疗膝关节炎患者；20世纪80年代盛行于日本，但直到21世纪，该术式才在我国逐渐流行开来。这一方面是因为发达国家已有超过30~40年的临床随访资料，证实胫骨高位截骨手术的确切疗效，让超过80%的患者在术后20年内无须进行关节置换手术；另一方面，内固定材料的进步，使得患者终身无须取出内固定，也不影响将来进行MRI检查。

如果将截骨矫形手术与关节置换手术做个类比，膝关节炎有点类似于牙齿被蛀了个洞，关节置换手术类似于直接将牙齿拔除，换个假牙，而截骨矫形手术则类似于修补牙洞，保留患者自身的牙齿，不仅手术创伤小，而且为患者保留了更多自身组织。由于关节置换的假体均有一定的使用寿命，一般不超过15~20年。随着人均预期寿命的延长，近年来选择截骨矫形手术治疗骨关节炎的患者也越来越多。

当然，截骨矫形手术并不是适合所有患者，该手术主要针对于早中期的骨关节炎，特别是那些相对年轻、有运动需求或从事重体力活动但下肢力线异常的患者。与关节置换手术相比，该手术最大的优点是保留了自己具有组织再生能力的膝关节，不仅在术后活动时不会有异常感觉，而且还为未来留下了更多可能性！

患者故事 续

54岁的钱阿姨在详细了解自己的病情和截骨矫形手术方案后，接受了截骨矫形手术。手术后3天出院，6周后脱拐行走，3个月时完全恢复正常。计划明年农闲时，再来做另一侧膝关节的截骨矫形手术。

护膝小常识

为保证手术的长期疗效，患者术后仍需改变不良生活方式，例如控制或减轻体重，避免久坐不动或过度运动，减少上下楼梯或深蹲等增加膝关节负重的动作。可选择游泳、骑自行车等运动，注意增强膝关节周围肌肉力量练习和韧带拉伸活动。

骨关节炎治疗的终极武器
关节置换

彭晓春

案例与思考

> 患者，男性，60岁，习惯于清晨去公园慢跑。近来，他感觉在慢跑前做拉伸运动时膝关节有磨刮的感觉，跑步时膝关节有疼痛感，有时不得不停下脚步休息一会儿。于是他去医院骨科门诊，拍了 X 线片，医生告诉他，他得了骨关节炎。检查结束后，爱运动的他比较担心自己以后是不是不能继续跑步了，那么他应该如何治疗，他的担忧是否能得到解决呢？

骨关节炎是关节炎最常见的形式，影响全球数百万人，对膝关节和髋关节的影响最大。

骨关节炎症状往往发展缓慢，随着时间的推移而恶化。骨关节炎的症状和体征包括：

• 疼痛。活动过程中或活动后关节疼痛。

• 无力。活动关节或行走下蹲时，关节酸痛无力。

• 僵硬。早上醒来或一段时间关节不活动后，关节出现僵硬感，活动困难。

• 丧失灵活性。无法通过全方位的动作移动关节。

• 磨刮感觉。活动关节时，有磨刮的感觉，甚至有声响发出。

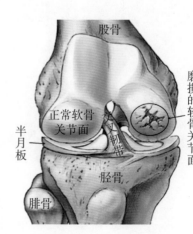

• 骨刺。医学上称为骨赘，是额外增生的骨头，感觉像硬块，在受影响的关节周围形成。

目前，骨关节炎的病理过程不能逆转。一般来说，可以通过改变不良生活方式（如减少搬运重物来减少膝关节的进一步磨损、控制体重等）、服用消炎镇痛类药物（如对乙酰氨酚、布洛芬、萘普生钠等）、物理治疗（如游泳、关节周围肌肉力量训练等）等方法有效地缓解症状。

如果上述的保守治疗无效，关节疼痛持续恶化，影响工作和生活（甚至睡眠），则建议及时到关节外科就诊，进行人工关节置换手术来获得长期的疗效。

骨关节炎是因为长期炎症、磨损等使得原本平整的关节面变得粗糙不平，关节活动时不平整的关节面相互摩擦导致疼痛。人工关节置换手术的目的是把不平整的关节面切除，将关节周围的骨头塑形，使其与人造关节贴合成一体，用关节面平滑的人工材料取代磨损的关节面，从而使不平整的关节面之间的摩擦导致的疼痛得到长期缓解。手术安全有效。

人工膝关节置换术的原理是将股骨、胫骨和髌骨已完全磨损的关节

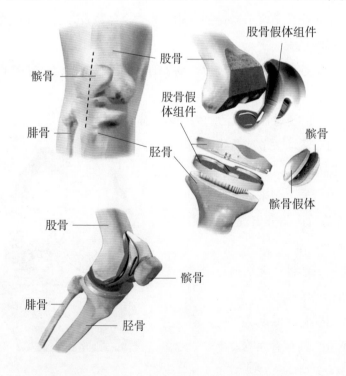

远离骨关节炎，健康活过100岁

面截去，然后用人工材料等替换，来达到置换病损膝关节、缓解疼痛、恢复关节功能的目的。

在临床接诊过程中，不少患者误认为关节置换手术会将关节全部切除，装上不锈钢关节，术后肢体如同机器人一般，生硬而不自然。其实人工关节置换术只是将已磨损破坏的关节面切除，如同装牙套一般，植入人工关节面，使其恢复正常平滑的关节功能。

引发骨关节炎的疾病有很多，经验丰富的关节外科医生会根据患者疾病的类型和关节的受累情况，选择合适的人工假体来解除患者的病痛。以膝关节为例，如果是因关节软骨磨损导致的骨关节炎，也就是我们常说的关节"垫片"磨损，医生会根据患者软骨磨损的部位、严重程度做膝关节单踝关节置换术或全膝关节置换术。

最后，希望骨关节炎患者早日解除焦虑和不安，及时来医院就诊，多和关节外科医生沟通，共同选择一种合适的关节置换方式，缓解痛苦，早日康复。

小贴士

- 如果您感到某个关节有疼痛，活动没有之前那么灵活自如，请您及时来医院就诊，医生会为您的焦虑问题提供最专业的解答。
- 骨关节炎主要是关节的劳损和退化的原因，发现得了骨关节炎后请您不要过分担心。如果改变生活方式、服用止痛药物、加强锻炼等方式无法缓解，最终可以选择关节置换手术，让老化的关节"重获新生"。
- 至于关节置换手术如何做，可以针对关节劳损的情况，与医生详细沟通，选择一种合适的关节假体，这样有助于您的早日康复。

关节置换的利与弊

彭晓春

案例与思考

患者，男性，45 岁，曾经是一名足球运动员，退役后在一家学校当体育老师。近来，他参加一场足球友谊赛时发现跑步速度慢，总感觉膝关节在弯曲或伸直时不"顺畅"，偶尔在活动幅度较大时，膝关节会有疼痛的感觉。酷爱足球的他比较担心这样的膝关节会影响以后正常踢球，甚至连日常活动都受影响，于是他便前往学校的附属医院做检查。医生通过一系列的检查，评估他的膝关节磨损得比较厉害，需要做膝关节置换手术才能恢复正常的关节活动，那么他是否适合做关节置换手术呢？

关节是人体重要的活动枢纽，担负承重及运动的重要功能，同时也是最容易劳损和受累的部位。很多老年人因关节软骨磨损而患有骨关节炎，骨关节炎终末期严重影响生活质量，有的因疼痛而长期不敢活动甚至卧床不起，给生活带来极大的困难。

关节置换术的利

人工关节置换术是治疗终末期骨关节炎的唯一有效方法，用人工关节取代自体已经完全磨损的关节。这项手术虽然不能让关节"返老还童"，但是能够让关节功能"重获新生"。在进行关节置换术后，患者可以解除疼痛，重新迈开行走的步伐。

以下是人工关节置换术的优点：

• 可以大幅减轻或终止各种原因（骨关节炎、风湿关节炎、类风湿关节炎、创伤）引起的关节疼痛。

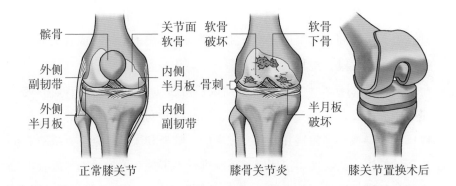

髌骨
外侧副韧带
外侧半月板
关节面软骨
内侧半月板
内侧副韧带
软骨破坏
软骨下骨
骨刺
半月板破坏

正常膝关节　　　　膝骨关节炎　　　　膝关节置换术后

• 增强腿部、髋部等部位的力量。这是因为膝关节和髋关节不再疼痛，运动能力将显著增加，肌肉得到更多锻炼机会。

• 更舒适地处理日常事务与轻体力活动，显著改善生活质量。

• 人工关节的使用寿命平均可达到 15~20 年，甚至更长久，将帮助你在这段时间内轻松完成各种日常活动：散步、旅行、骑自行车、游泳、跳舞等。

关节置换术的弊

尽管关节置换术有诸多好处，但作为一种创伤性手术来说，它仍存在以下可能出现的风险：

1. **疼痛肿胀**　作为一种有创性操作，手术后的一段时间，可能出现来源于手术切口的隐痛和下肢的肿胀。根据国际最先进的快速康复理念，使用超前联合镇痛系统，能使手术后的急性疼痛降至完全能耐受的程度；下肢的肿胀也会随着康复锻炼的进行而逐渐消退。这些都不会影响正常的生活和康复。

2. **感染**　人工关节置换术后出现关节感染是非常严重的并发症，但就像所有手术都有可能感染一样，感染的风险是客观存在的。如何将围术期的感染率降到最低，或在出现早期感染后及时有效地治疗挽救人工关节，是关节外科持续研究的课题。通过最先进的无菌手术系统和术后康复体系，人工关节置换术后的感染率已能够控制在 1% 以下，这一体系包含很多环环相扣的技术细节，依靠最先进的硬件设施和技术力量，并需要医护人员、患者和家属的共同努力才能达到。

此外，手术出院后要密切关注手术关节，如果出现早期感染的表现，要第一时间到医院进行检查和处理，通过抗生素治疗或者关节清理手术来治疗感染，挽救人工关节。

3. 关节制动及术后康复　俗话说"伤筋动骨一百天"，普通的观念是手术后需要很长的一段时间康复，在这段时间里患者只能静养，长期卧床可能导致很多内科并发症，如褥疮、肺炎和尿路感染等，威胁老年患者的健康。其实使用快速康复系统进行人工关节置换手术，配合术后个性化的康复锻炼，手术后 24 小时就可以下地，扶着助行器自己行走，1 个月内就能完全恢复自理生活的能力。

综上所述，人工关节置换手术并不可怕，它能为严重关节疾病的患者提供很多益处，在新的技术理念下，可能出现的风险也能控制在最低水平。由于人工关节置换手术技术要求高，且需要团队合作，建议有关节置换需求的患者到具备专业关节外科的医院做这项手术。

小贴士

- 关节置换手术可以为劳损的关节带来"重获新生"的变化，然而并不是所有人都能耐受手术。
- 关节置换手术是一把双刃剑，减轻疼痛、恢复关节的正常功能、改善生活品质的同时，在手术后的短时间内仍会出现关节疼痛、肿胀等正常炎症反应，同时由于关节假体为异物，有感染等风险，术后康复是一个漫长的过程，需要有耐心去做功能锻炼来恢复。
- 至于是否选择做关节置换手术，患者可以根据实际情况与医生沟通，并结合对日常活动的要求及关节置换手术的利弊，综合考虑是否做关节置换手术。

哪些人不适合做关节置换手术

彭晓春

案例与思考

患者，女性，66岁，是一名广场舞的狂热爱好者，不论寒暑每天晚上都准时去跳广场舞，10余年来几乎从未间断。近来，她发现跳舞时总感到膝关节疼痛，好像关节内有两根骨头在相互摩擦，时常感觉没有力气，步伐逐渐跟不上同伴，这样的情况时有发生，甚至给她的日常生活也带了不便，这让她十分苦恼。于是她前来医院就诊，医生诊断为骨关节炎，可能需要做关节置换手术，但经过一些检查发现她有"老慢支"以及心动过缓，手术有一定风险，那么她是否适合做关节置换手术呢？

骨关节炎是一种慢性退行性病变，与多种因素（如衰老、肥胖、创伤、劳损、遗传等）有关，病情持续进展，终末期严重影响患者的生活

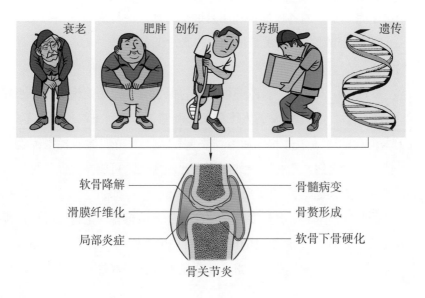

衰老　肥胖　创伤　劳损　遗传

软骨降解　　　　　　　　　　骨髓病变
滑膜纤维化　　　　　　　　　骨赘形成
局部炎症　　　　　　　　　　软骨下骨硬化

骨关节炎

质量。常规治疗只能延缓疾病的进展，彻底有效的治疗办法是做关节置换手术。

关节置换手术是从根本上切除受损坏的关节面，用人造关节取代原有的关节，使骨关节炎的症状得到彻底缓解。虽然该类手术安全有效，但并不适合所有患者。

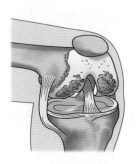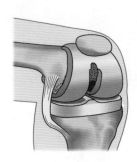

考虑做关节置换手术前应该关注以下几点：

• 最简单同时也是最重要的一点，要确定疼痛并非来源于肌肉或神经，确实是来自骨关节病损，否则关节置换无法解除患者的疼痛。

• 如果合并其他活动性疾病，也不适宜做关节置换手术，如关节存在细菌性感染，或者由于活动性肺结核引起的骨关节炎等。

• 部分患者对存留在身体内的人工关节存有恐惧，这些有恐惧心理的患者暂时不适合做手术。应先进行心理方面的调适，直到能在围术期配合医生完成手术的各项准备和康复锻炼，才能进行手术。

• 应考虑年龄与人工关节的使用寿命之间的相互关系，合理选择手术的时机。

• 虽然现代人工关节假体都很精巧，但也有一定的使用寿命。一般在 15~20 年后，超过 90% 的人工髋关节和膝关节仍可继续使用。不过，由于每个人的生活条件和生活习惯不同，人工关节假体的耗损程度不同，使用寿命自然也不相同。如果患者比较年轻，可能需要面临更换人工假体的可能，也就是我们所说的翻修手术。

• 手术对身体是一次打击，术前应充分评估患者的全身情况能否承受人工关节置换手术和相应的麻醉。如果患者同时合并严重的心脏疾病、肺部疾病、代谢性疾病、肝 / 肾功能不全、严重贫血等，则建议暂时不做手术。应到相应专科进行系统治疗和康复，待全身情况好转，经术前评估能应对手术创伤后，才考虑做人工关节置换手术。

对于关节置换手术而言，关节外科医生并不能解决所有问题，许多潜在的风险，还需要其他专科的配合来共同化解，包括心血管内科、呼吸内科、麻醉科、重症医学科、康复科等多学科的支持与协作。

小贴士

- 是否适合做关节置换手术不仅要评估手术的难易程度，同时也需要根据患者的合并疾病来综合判断，评估患者是否能经受得住手术和麻醉的双重打击。
- 如果患者合并糖尿病，应该加强血糖监测并控制在合理范围，才有利于手术后的快速康复。
- 如果患者合并严重的心脏或肺部疾病，则应在麻醉医生的帮助下，选择脊椎麻醉或者局部神经阻滞麻醉，以减少患者手术后无法顺利拔除气管导管的概率。
- 如果患者实在无法做关节置换手术，可以通过拐杖、轮椅等其他辅助设备来改善生活质量。

骨关节炎的康复锻炼

关节健康的秘密

宓轶群

　　街舞一向都是年轻人的专属，可谁曾想到有一群平均年龄超过 55 岁的中老年人，把运动幅度大并且需要关节高灵活度的街舞跳得炫酷无比，他们就是——健步舞天团。55 岁的年纪不如年轻人的身体灵活，机体运动功能逐渐下降，关节灵活度也大不如前，那他们是怎样跳出如此厉害的舞步，又是如何保持身体运动功能的呢？下面就让我们来了解一下关节长寿的秘密。

关节长寿在于养

　　基因决定人体基本的特征，如性格、相貌、寿命等，但是，关节寿命的长短却在很大程度上与后天的使用和保养有关。年龄不是唯一的局限，"健步舞天团"的中老年人正因为拥有健康的体魄、灵活的关节和年轻的心态，才可以做到跳炫酷的街舞。关节保养不是一味地静止不动，而是通过规律的有氧运动来刺激和促进关节的健康。"盈缩之期，不但在天，养怡之福，可得永年。"保养好自己的关节，才能享受有质量的晚年生活。

　　敢于追逐自己的梦想是好的，但也需要拥有健康的身体。骨关节炎的发生不仅是因为关节软骨因长期使用而损耗，另一个与骨关节炎密切相关的因素是硫酸氨基葡萄糖的缺乏。硫酸氨基葡萄糖是形成软骨细胞的重要营养素，是健康的关节软骨的天然组织成分，体内缺乏硫酸氨基葡萄糖会导致软骨细胞出现代谢异常、软骨弹性下降，加剧关节摩擦而产生疼痛感，甚至导致骨关节炎。简单来说，就是关节"缺粮了"，并且这个"粮"是关节软骨的重要组成成分。因此，关节健康除需要保持良好的生活习惯和规律运动外，最有效的方式就是补充硫酸氨基葡萄糖，尽早补充，及时修复关节磨损，才能长久维持关节健康状态。

日常保护要注意

做到以下几点，可有效地保护关节，避免病情加重。

1. 一个限制　骨关节炎形成的一个重要原因是因重力挤压软骨造成关节摩擦，所以要限制一切有负重的劳动和运动。骨关节炎患者以及骨关节炎易患人群应该少走路，更不能在短时间内高强度的行走。不宜过度劳累也不宜过度闲适。适当的活动还是必要的，最好在非负重的状态下进行，如游泳、骑自行车等可以减少关节的磨损。

2. 两个习惯　借助外力来缓解长时间关节僵硬的情况，所以平时从椅子上站起时，养成双手扶住椅子扶手的习惯，然后通过手臂力量的支撑站起来，从沙发上站起时，按住膝关节再站起来。

3. 三个避免　骨关节炎最不适合爬山、上/下楼梯和深蹲等，这些行为会加重骨关节炎患者的病情，应尽量避免。

小贴士

- 尽量避免身体肥胖，防止加重膝关节负担，一旦身体超重，就要积极减肥，控制体重。
- 需长时间坐和站时要经常变换姿势，防止一种姿势引起的关节和肌肉劳损。
- 穿厚底而有弹性的软底鞋走路，以减少膝关节所受的冲击力。
- 注意膝关节保暖，必要时戴上护膝，防止受凉后疼痛加重。
- 多吃牛奶、奶制品、大豆、豆制品、鱼虾、海带、黑木耳、牛蹄筋等，既能补充蛋白质、钙质，防止骨质疏松，又能滋生软骨及润滑液，还能补充雌激素，使骨骼、关节更好地进行钙质的代谢，减轻骨关节炎的症状。

自然界的好帮手——阳光

骨关节炎在中老年人中是比较常见的，如何在日常生活中尽量保护好它们，给予它们足够的滋养——大自然中的阳光也是一个不容忽视的重要因素。

关节保暖，必不可少

骨关节炎的主要临床表现之一是关节痛，而疼痛加重往往和天气变化、潮湿受凉有关。寒冷会使得肌肉收缩，进而导致关节僵硬；其次，中医讲风寒外袭，意思就是风、寒等致病因素会侵入关节，加重关节疼痛，加之关节部位血运不足，关节液也会因此而分泌不足，所以寒冷受冻虽然不会直接导致关节炎，但它也的确会诱发或者加重已有的骨关节疼痛。因此，多利用自然界的好帮手——阳光，可能会对骨关节炎的预防和治疗带来意想不到的作用。

自然界的"暖宝宝"

太阳对人体的益处是多方面的。经常晒晒太阳，不仅给人温暖，而且还会加快新陈代谢，增强人体对钙和磷的吸收。阳光中的红外线具有热效应，可以促进局部的血液循环、减轻关节部位的炎症反应，起到缓解疼痛的作用；紫外线则有很强的杀菌能力，一般细菌和病毒在阳光下晒半个小时左右就会被杀死。此外，人体内调节骨代谢的维生素 D，主要通过日照在皮肤内初步合成，合成的维生素 D 在骨质中以活性形式存在，可增加钙质吸收，有效防止骨质流失，延缓骨关节炎的出现。相关研究表明，日照时间减少是骨关节炎发生和发展的独立危险因素。

远离骨关节炎，健康活过 100 岁

足量的日照还可以改善人的心情，减少由于慢性骨关节炎诱发的抑郁情绪，有利于骨关节炎的康复，减缓骨关节的老化。常晒太阳不仅温暖关节而且温通经脉，促进全身血液循环，可以有效减轻骨关节炎引起的疼痛和僵硬不适。

小贴士： 中老年人什么时间、晒哪里最合适

- 6~10 点，晒脚踝（除寒气，少抽筋）："寒从脚下起"，手脚容易冰凉的人，多是阳虚体质。一天中，6~10 点太阳中的红外线比较强，紫外线偏弱，室内温度逐渐攀升，比较温和，适合晒足部。
- 10~16 点，晒头顶（补阳气，生发）：中医认为"头为诸阳之首"，头部是所有阳气汇聚的地方，凡五脏精华之血、六腑清阳之气，皆汇于头部，适合在中午晒。
- 16~17 点，晒后背（储存维生素 D 的最佳时机）：这个时间段是下午了，太阳要落山了，气温比较温暖，但阳光紫外线中的 α 光束较强，是储备维生素 D 的最佳时间，多晒太阳有助于肠道内钙、磷的吸收。

骨关节炎的有氧和无氧运动

陈 一

案例与思考

患者，男性，55 岁。从 45 岁开始就出现膝关节等多关节疼痛，由于平时工作比较忙，很少到医院看病，一拖再拖，直到行走困难才就医，医生说尽量通过各种保守治疗，延缓关节使用寿命，病情严重时考虑手术治疗。偶然认识一位运动康复医生，给他拟定了一个康复运动处方，要求他回家认真训练。吃一堑长一智，祝先生终于开始认真按处方进行锻炼，半年后，不仅关节疼痛有明显的好转，而且很长时间没有复发。

骨关节炎是中老年常见骨关节退行性病变，女性发病率高于男性，主要表现为关节疼痛和运动功能受限等，随着病程发展，患者的活动能力逐渐下降。目前临床通常用保守治疗缓解症状，还没有根本治愈的方法，有效的预防和治疗成为改善患者生活质量的关键，而有氧运动是骨关节炎患者一项很好的选择。

有氧运动是指人体在氧气供给充足的情况下进行的运动，它与机体的新陈代谢关系密切，能量消耗主要来自脂肪和糖，具有动作简便、持久性强、连续性、耗时长等特点，主要涉及人体的耐力。常见的有氧运动有：慢跑、球类运动、骑自行车、游泳、舞蹈等。

有氧运动能够改善身体成分，增强心肺功能，提高肌肉质量，改善肌肉状态，提高骨骼肌工作效率和运动能力，并通过诱导抗氧化酶的增加，削弱自由基对机体的氧化损伤，延缓增龄性退变。有氧运动能够改善骨关节炎患者的关节症状，增强活动能力，提高运动功能，有益于运动干预防治骨关节炎的进一步深入。

有氧运动虽有诸多优点，但对骨关节炎患者来说，在有氧运动的基础上适当增加一些肌肉的力量练习（无氧运动）也是大有益处的，肌肉力量训练可以有效增加关节附近的肌肉储备，增强人体活动的协调性，最好在康复医师或技师的指导下进行。

股四头肌等长收缩训练

仰卧，伸直膝关节进行股四头肌静力收缩。每次收缩尽量用力并坚持尽量长的时间，重复数次以肌肉感觉有酸胀为宜。

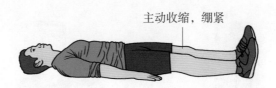

主动收缩，绷紧

抬腿训练股四头肌（直抬腿）

仰卧床上，伸直下肢抬离床面约 30°，坚持 5~10 秒，每 10~20 次为一组，训练至肌肉有酸胀感为止。臀部肌肉：侧卧或俯卧，分别外展及后伸大腿进行臀肌收缩训练。训练次数同上。

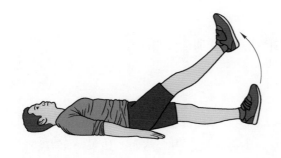

静蹲训练

屈曲髋、膝关节，大于 90°。做半蹲状，坚持 30~40 秒，每 10~20 次为一组。

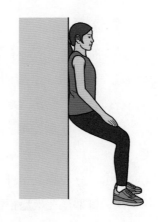

抗阻肌力训练

利用皮筋、沙袋及抗阻肌力训练设备进行抗阻肌力训练。如股四头肌抗阻肌力训练可用股四头肌训练仪进行抗阻肌力训练，随肌力增强逐渐增加阻力。

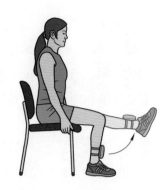

等速运动训练

有条件时，可在医疗机构内进行等速肌力训练。

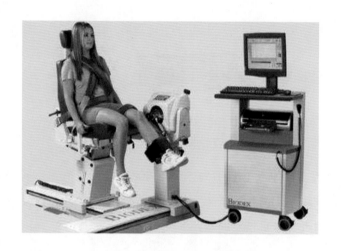

慢走

缓慢步行有利于软骨的代谢及防止肌肉废用性萎缩。

骑自行车

骑车被称为"黄金有氧运动"，它能提高人体的心肺耐力、下肢肌肉力量、协调性、平衡能力，还能减轻压力。然而，如果骑车方法不当，身体会很"受伤"。

应注意：①骑车时间控制在1小时左右。②调整好把手和车座高度，车座高度以脚跟踩踏到踏板上，腿刚好能伸直为宜，这样可保证骑车时不会过分屈膝或踮脚，双手适度用力握住车把，双臂自然弯曲，支撑上体，臀部坐在坐垫正中。③避开过多的爬坡路段，注意安全，防止跌倒。④骑行时尽量避开污染严重的天气。

游泳

游泳时身体漂浮在水中，关节不承担体重，所受负荷最小，能够提高肌肉的力量和协调性，长期进行游泳锻炼，可以锻炼肌肉的力量和耐力，增强关节的灵活性。但注意尽量减少蛙泳动作，蛙泳腿外翻及蹬夹动作容易损伤膝关节内侧副韧带。

水疗

在齐腰深的水池中行走 5~10 分钟，能有效增强膝关节功能。水中漫步的阻力很大，但对膝盖的冲击力几乎为零，是一种理想的运动方式。

小贴士

- 各种有氧运动强度都需以患者身体能够耐受，不引起局部关节疼痛、肿胀为限。
- 有氧运动的方式选择，应遵循减少关节负荷的原则。
- 有氧运动的时间一般不少于 30 分钟，最好为 30~60 分钟。
- 如果引起身体不适和关节疼痛，因立即停止，并到医院就诊咨询。

骨关节炎治疗的援兵

矫形器和助行器

陈 一

案例与思考

患者，男性，58 岁。因膝关节疼痛曾就诊于很多大小医院，也做过各种各样的保守治疗。虽然每次保守治疗后疼痛有所改善，但没有一种保守治疗能够保持较长时间，疼痛也一直没有完全消失。直到一位医生给他做了一个外侧楔形鞋垫，膝关节疼痛明显好转，并能够长时间走路，医生说这是通过改变下肢各关节的生物力学关系，以减轻膝关节疼痛。

矫形器和助行器是治疗骨关节炎的一种物理疗法，已被广泛应用于临床。在骨关节炎康复中，恰当地应用矫形器和助行器，对恢复肢体的运动功能和提高生活能力有着非常重要的意义，也是骨关节炎康复治疗的核心技术之一。

矫形器及其治疗作用

矫形器，是通过力的作用以预防和矫正畸形，治疗骨骼、关节、肌肉和神经疾患，并补偿缺失功能的体外支撑装置。近年来随着新材料、新工艺的应用，矫形器技术有了长足的发展，已经成为欧美多个国家运动创伤外科和关节外科以骨关节炎的预防、治疗、康复等为主要目标的体外支撑装置。而在我国由于普通百姓对该类疗法缺乏了解，其在临床上应用不是很广泛，进而造成应用过程中容易出现各种问题。

矫形器的治疗作用包括：①固定病变肢体，达到止痛、缓解肌肉痉挛、促使炎症消退或骨折愈合的目的。②限制关节异常活动以改善肢体功能。③矫正畸形或预防畸形的发生或加重。④减少肢体局部承重，促使病变愈合。⑤帮助肢体功能障碍的患者进行肌肉锻炼，以恢复部分生活自理能力和工作能力。

矫形器包括上肢矫形器、下肢矫形器、脊柱矫形器。

• 常用的上肢矫形器包括：手矫形器、腕手矫形器、肘腕手矫形器、翼状肩胛矫形器、肩吊带、平衡式前臂矫形器。

• 常用的下肢矫形器：髌韧带承重矫形器、坐骨承重矫形器、维持和矫正膝关节对线的矫形器、髋矫形器、矫形鞋垫、力学矫形鞋。

• 常用的脊柱矫形器：软性脊柱矫形器、硬性脊柱矫形器。

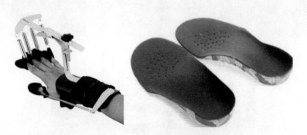

腕手矫形器　　　　矫形鞋垫和力学矫形鞋

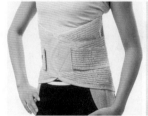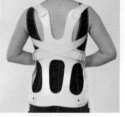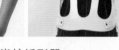

软性脊柱矫形器　　　　　　硬性脊柱矫形器

助行器及其治疗作用

助行器，是帮助下肢功能障碍患者减轻下肢负荷、辅助人体支撑体重、保持平衡和辅助人体稳定站立和行走的工具或设备。

助行器应用目的包括：①减轻下肢负荷，支撑体重。②保持平衡。③增强肌力。④缓解疼痛，改善步态。⑤辅助移动及行走。⑥其他目的：代偿畸形、用作探路器等。

助行器应用原则：①使用前应对患者进行全面评定。②明确应用助行器的具体目的及环境。③患者需具有一定的认知能力。

常用的助行器有手杖、步行器。选择适合长度的手杖是保证患者安全，最大限度发挥其功能的关键。步行器可支持体重，便于站立或步行，其支撑面积大，故稳定性好。

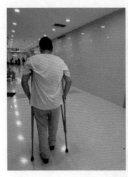 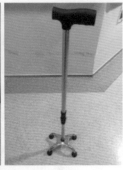 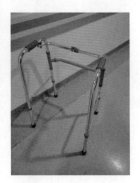

手杖   框式及轮式助行器

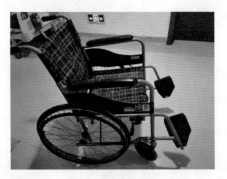

轮椅

小贴士

- 佩戴矫形器时，需要充分考虑患者能否没有困难地穿上矫形器，矫形器的大小、长度是否合适，矫形器是否会引起患者的行动不便，有无皮肤压迫等症状。
- 助行器使用前应检查助行器的完整性，确保安全。同时，应定期对助行器及其附件进行检查，防止意外。

髋关节置换术后的注意事项

钱 燕

案例与思考

患者，女性，60岁。因髋骨关节炎致右髋疼痛，活动受限10年。起始时症状较轻，近来疼痛加剧，休息、吃止痛药不能缓解，前往医院就诊。医生建议择期住院，行髋关节置换手术。所谓关节置换即用人工假体材料代替磨损的关节，以达到缓解疼痛、改善畸形、恢复关节稳定的目的。关节置换手术可以改善或解决患者疼痛等问题，但术后需要注意些什么呢？

人工关节置换术是指采用金属、高分子聚乙烯、陶瓷等材料，根据人体关节的形态、构造及功能制成人工关节假体，通过外科技术置入体内，代替患病关节功能，达到缓解关节疼痛，恢复关节功能的目的。

关节置换术包括：人工髋关节置换、人工膝关节置换、人工肩关节置换、人工肘关节置换、人工踝关节置换。目前，膝关节置换和髋关节置换是人工关节置换术中最常见的两类手术，其10年的成功率已经超过90%，更有80%以上的患者可以正常使用置入的假体长达20年以上，甚至伴随其终生。

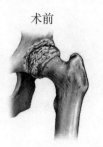
术前

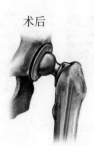
术后

髋关节置换术后的并发症：术后脱位

髋关节置换术后出现的脱位现象虽然没有大家想象得那么可怕，但有必要正确认识它，以便在术后更好地进行预防。

1. 了解脱位的原因

（1）患者因素：是否有髋关节发育不良或髋部手术史？患肢是否有小儿麻痹或偏瘫？是不是长期卧床？以上因素会致髋部肌肉力量减弱，周围韧带松弛，容易发生关节脱位。

（2）手术相关因素

• 手术入路的选择：后外侧入路需要切断髋部外旋肌群，易发生后脱位；直接前方入路基于自然解剖间隙，避免肌肉组织的损伤，可以减少术后脱位风险。

• 主刀医生经验是否丰富，假体的安放是否准确、到位，也会与术后髋关节脱位的发生概率密切相关。

（3）术后因素

• 搬运不当：患肢未妥善固定，人力不足，搬运至病床时拖拉患肢。

• 体位摆放不当，日常照护方法不当。

• 患者依从性差：未记得术后体位要求，未遵医嘱功能锻炼或早期下床。

2. 预防脱位

（1）注意术后的体位

• 平卧位：轻度外展位（外展 20°~40°），外展中立位，两下肢当中放一梯形枕或枕头。

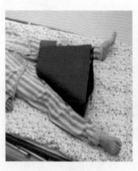 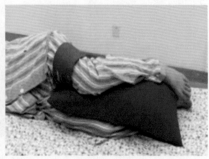

平卧位　　　　　　　　　　健侧卧位

- 侧卧位：健侧卧位，两腿之间垫枕；健肢在下，患肢在上。

（2）当放置便盆时，床头抬高20°，托起整个骨盆，从健侧放入，切忌过度屈髋。

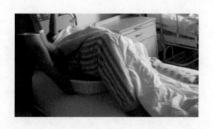

（3）做好功能锻炼

- 踝泵运动（屈伸、转动踝关节），股四头肌舒缩；直腿抬高运动。每日3次，每次10~15分钟。

- 滑移屈髋、屈膝：术后第一天开始练习，逐渐增大屈髋角度。

（4）下床行走：从患侧下床。

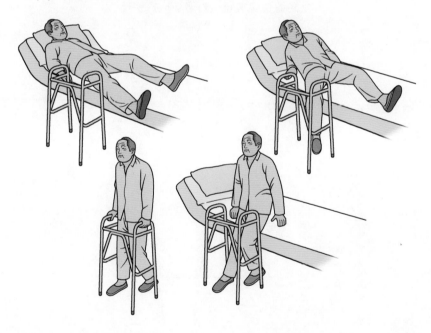

（5）日常照护

- 坐姿：宜坐有扶手高凳，不宜坐低凳、矮沙发，术后1个月内避免跷二郎腿，避免盘腿。

- 站姿：避免双腿交叉站立和内八字站立。

• 穿鞋袜及拾物：术后 6~8 周，不要弯腰或下蹲穿鞋，可借助穿袜器，坐位时患肢屈曲向后，健侧肢体在前进行穿鞋袜。避免弯腰拾物，可跪下拾物或使用辅助器械。

小贴士

术后六小时平卧	麻醉过后要锻炼
之后可以抬抬臀	静力舒缩大腿肌
手术当天可翻身	直腿抬高试一试
转向健侧要夹枕	适度屈髋与屈膝
患肢放在枕头上	患肢踝部和健肢
切忌内收内旋位	坚持活动要一起
床头摇高用便盆	锻炼肌肉的力度
预防脱位是关键	为您下床打基础

骨关节炎如何居家护理

钱 燕

案例与思考

患者，男性，70岁。患者本来身体健康，过着美满的退休生活。但是1年前左侧膝关节突然反复疼痛，起初以为只是因为走路太多，多休息就能好，岂料1周前关节突然僵硬，无法下地走路，这才急忙前往医院就诊，经医生诊断为骨关节炎。

在日常生活中经常能看到一些步履蹒跚的中老年人，他们与行色匆匆的年轻人形成了鲜明的对比，这些行动不便的中老年人大多受到各种各样的疾病困扰。而影响运动功能最常见的一种疾病就是骨关节炎，它直接关系到罹患人群的生活质量、工作能力和家庭幸福，而且患者和家属需要面对漫长的居家康复，患者该如何进行居家护理呢？

骨关节炎是由多种因素引起关节软骨纤维化、皲裂、溃烂、脱失

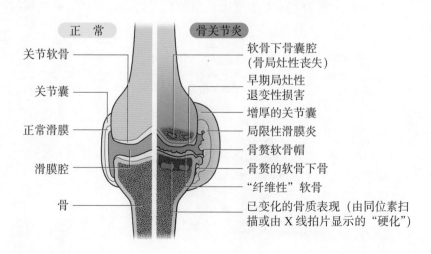

等，导致发生以关节疼痛为主要症状的退行性疾病。其发生与年龄、肥胖、炎症、创伤及遗传等因素有关。常见首发症状有：关节疼痛、关节僵硬、关节肿胀。

根据有无局部和全身致病因素，将骨关节炎分为原发性和继发性两大类。

骨关节炎的居家护理

骨关节炎的治疗尚无特效疗法，所以长期居家护理成为患者康复的关键。

首先可以通过一些简单的锻炼方法来增加肌肉强度、稳定关节、改善运动协调和控制能力，进而减轻疼痛和改善关节运动。居家锻炼的方式包括：健步走、游泳、低负重肌力训练等。通过减少受累关节负重来减轻疼痛，休息后疼痛不能缓解时可口服止痛片（西乐葆、奇曼丁等）缓解疼痛，患者需在医生指导下选择合适的行动辅助器械，如手杖、拐杖、助行器、关节支具等。

我们还可以通过饮食方法来延缓骨关节炎的发展进程。

· 低脂牛奶：增强人体钙质的吸收，同时不会因为脂肪的吸收引起体重过重的问题。

· 富含奥米伽 3 的食物：奥米伽 3 对于导致关节炎症的酶具有抑制作用，如三文鱼、沙丁鱼、亚麻籽、核桃等。

· 富含维生素 D 的食物：维生素 D 可以促进小肠对钙、磷的吸收，

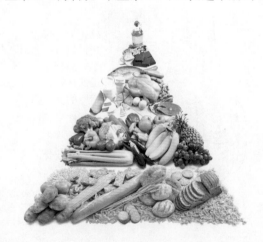

如蘑菇、虾、鸡蛋等。

• 富含维生素 C 的食物：维生素 C 能使骨关节炎的危险性及进展降低 30%，如橙子、猕猴桃及鲜枣等。

• 富含花青素类的食物：花青素可降低 C 反应蛋白的水平，如樱桃、黑莓、葡萄和茄子等。

骨关节炎的自我评估

• 注意体温、营养、发育、姿势等全身的一般情况，有无皮疹及色素沉着，有无皮下结节、痛风石，有无心肺异常，肝脾是否肿大等。

• 有无红肿、畸形、压痛、发热，有无关节积液及运动障碍，有无摩擦感，关节活动的范围。

• 有无肌肉萎缩，有无肌腱增厚、肿胀、压痛，有无关节囊肿胀、压痛及炎症，有无韧带压痛及固定，有无腱鞘肿胀等。

小贴士

一旦出现关节疼痛、僵硬、肿胀等症状
一定要及时就医检查
切莫讳疾忌医

一旦确诊骨关节炎，在家也要积极护理
一是用科学锻炼的方法
健步走、游泳、低负重肌力训练等
选择合适的行动辅助器械：手杖、拐杖、助行器、关节支具等
二是要注意饮食方法
多摄入低脂牛奶，以及富含奥米伽 3、维生素 D、
维生素 C、花青素的食物

痛风患者如何自我观察

陈海冰

案例与思考

小张突然接到妈妈的电话，说远在老家的父亲突然查出尿毒症。原来小张的父亲有 20 多年的痛风病史，一直没有注意，平时痛一下，10 天半个月就自己好了，从未好好看过医生。这次痛风又发作了，并且还出现了水肿的情况，到医院一检查，竟然发展为尿毒症了，要马上做透析治疗。

上述情况在痛风患者中并非偶发病例。高尿酸血症 / 痛风常可导致并发症的发生，其中肾脏是最常累及的脏器。然而这些并发症的发生往往没有明显的症状，需要患者进行自我监控，尽早发现蛛丝马迹，及时到医院完善相关检查，早期诊断后早期进行治疗。

高尿血症的肾脏损害可表现为尿液的异常、腰部感觉异常和水肿等。

尿液是患者自身最容易观察的指标。推荐观察晨起第一次尿，晨尿因包含了夜间人体睡眠时较长时间的代谢产物，是信息量最大的尿液。

• 尿液中的泡沫和颜色是重点观察的内容。泡沫通常反映尿液中蛋白质的含量，泡沫持久不消，提示尿液中蛋白质含量较多。当然也需要经过尿液的检查进一步证实，因为有些泡沫尿并不一定有尿蛋白。

• 颜色是另外一个重要的尿液指标。体内 60%~70% 的尿酸盐通过肾脏排出体外。如果饮水量不足，或尿液的酸碱度偏酸，尿酸盐会以结晶的形式排出体外，结晶在排出体外的过程中会物理性刮伤肾组织，导致血尿的发生，尿液会呈现"洗肉水样"颜色。

如果发生以上改变，建议到医院就诊，进行专业的实验室检测。

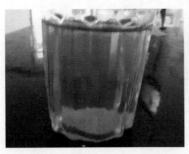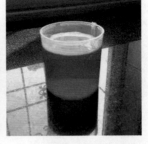

正常尿色　　　　　　　　血尿

　　肾功能受损时不仅表现在尿的异常，还会出现水肿，表现为颜面部和双下肢的水肿。如果出现水肿，建议进行肾功能、尿常规和尿微量蛋白的检测。

　　泌尿系统结石发生时，少部分患者可能没有任何症状，多数患者可能有腰部持续性酸、胀、隐痛等感觉，有些患者还可能出现腰腹部的突发剧痛——肾绞痛，肾绞痛的患者一般都会主动就医，而腰部酸、胀、隐痛的患者常常会忽视这些感觉，因为症状轻微隐匿，不容易引起重视。建议有类似症状的人群，应该到医院进行尿常规和泌尿系统超声检查，以排查是否存在泌尿系统结石。

小贴士

　　高尿酸血症/痛风患者需要观察是否存在泡沫尿、血尿、水肿以及腰部不适，如果有相应的症状请及时前往医院就诊。

骨关节炎的中医治疗

传统医学诊治骨关节炎

彭文波

中医对骨关节炎的认识

中医古代文献并没有骨关节炎的病名，该病的主要症状以关节疼痛、僵硬以及关节变形为主，从其临床症状表现考证应属于"痹症""骨痹""鹤膝风"等范畴，而这些记载鲜有专门论述，多散见于各古籍篇章。

骨痹病名首见于《黄帝内经》，《素问·长刺节论篇》："病在骨，骨重不可举，骨髓酸痛，寒气至，名曰骨痹"，指出骨痹的发病部位在骨，临床表现以关节沉重、疼痛为主要特点。《素问·气穴论篇》："积寒留舍，荣卫不居，卷肉缩筋，肋肘不得伸，内为骨痹……"，指出骨痹发病原因为寒邪久羁，气血失调。所谓骨痹，是因气血亏虚，风、寒、湿、热等外邪侵袭人体，闭阻经络而导致气血运行不畅、筋骨失养的病证，主要表现为肢体关节沉重、僵硬、疼痛，甚则畸形强直、拘挛屈曲。

骨痹的病因病机

1. 病因 骨痹的病因可以分为内外因，外因为感受外邪，内因则是正气亏虚。正气亏虚为发病之内在因素，外邪入侵为致病外在条件。

（1）感受外邪：感受风寒湿热之邪，其中以风为主，常夹杂它邪，侵袭人体，导致邪气留滞筋骨关节，经络气血运行不畅，而发为骨痹；或者湿热之邪侵袭人体，导致邪气留滞筋骨关节，经络气血运行不畅，从而发为骨痹。

• 风寒湿邪：由于居处寒冷潮湿，如坐卧湿地，涉水淋雨，或长期水下作业，或出入于冷库，或阴雨潮湿季节感受寒湿之邪。此外还可因地区条件影响，如北方多寒冷，东南多潮湿，均可因风寒湿邪入侵而致病。

• 风湿热邪：外感风热，与湿相并，或风寒湿痹，郁久化热，而致风湿热合邪，痹阻经络、关节为患。

（2）正气亏虚：《内经》强调"风雨寒热，不得虚，邪不能独伤人"，"不与风寒湿气合，故不为痹。"指出正气亏虚为痹病发生内因。正气亏虚以肝肾亏虚为基础，此外还有脾虚、血瘀、痰湿几个重要的环节。骨关节炎的发生发展，根本因素源于内在老龄化所致的肝肾亏虚、气血不足和外来寒湿之邪的入侵，由此而引发脾虚、瘀血、痰湿等一系列病理现象，这些病理现象反而又加重肝肾亏虚或相互促进而加速进展。

2.病机　骨痹的主要病机为邪阻经络，气血运行不畅，筋骨失养。其病位主要在骨，可涉及筋、肉、关节，与肝脾肾密切相关。病性则多虚实夹杂，实为风、寒、湿、热、痰、瘀，虚为肝脾肾亏虚。

骨痹的中医综合治疗

中医治疗骨痹，方法众多，主要分为内治和外治两大类。多内外治兼施，相互配合治疗，往往能取得较好的疗效，主要包括辨证施治、针灸治疗、推拿按摩、熏蒸治疗、外敷治疗等。

1.辨证施治　根据骨关节炎的中医发病机制辨证施治，骨痹的辨证分型多分为四种：风寒湿痹、湿热痹阻、肝肾亏虚、瘀血痹阻。

（1）风寒湿痹

• 行痹

证候：肢体关节、肌肉疼痛酸楚，屈伸不利，可涉及肢体多个关节，疼痛呈游走性，初起可见恶风、发热等表证。舌苔薄白，脉浮或浮缓。

辨证要点：肢体关节、肌肉疼痛酸楚，屈伸不利，疼痛呈游走性。

治法：祛风通络，散寒除湿。

代表方：防风汤加减。

常用药：防风、麻黄、桂枝、葛根、当归、茯苓、生姜、大枣、甘草。

· 痛痹

证候：肢体关节疼痛，痛势较剧，部位固定，遇寒则痛甚，得热则痛缓，关节屈伸不利。局部皮肤或有寒冷感。舌质淡，舌苔薄白，脉弦紧。

辨证要点：肢体关节疼痛，痛势较剧，部位固定，遇寒则痛甚，得热则痛缓。

治法：散寒通络，祛风除湿。

代表方：乌头汤加减。

常用药：制川乌、麻黄、芍药、甘草、蜂蜜、黄芪。

· 着痹

证候：肢体关节肌肉酸楚、重着、疼痛，肿胀散漫，关节活动不利，肌肤麻木不仁。舌质淡，舌苔白腻，脉濡缓。

辨证要点：肢体关节肌肉酸楚、重着、疼痛，肿胀散漫。

治法：除湿通络，祛风散寒。

代表方：薏苡仁汤加减。

常用药：薏苡仁、苍术、甘草、羌活、独活、防风、麻黄、桂枝、制川乌、当归、川芎。

(2) 湿热痹阻

证候：关节红肿，多呈游走性疼痛，灼热焮痛，痛不可触，得冷则舒，或有积液，或有水肿，肢节屈伸不利，身热不扬，汗出烦心，口苦黏腻，食欲不振，小便黄赤。舌红，苔黄腻，脉象滑数。

辨证要点：以关节红肿热痛、多游走不定，得冷则舒，口苦黏腻、纳呆、苔黄腻为要点。

治法：清热除湿，蠲痹通络。

代表方：四妙丸合宣痹汤加减。

常用药：金银花、连翘、苍术、黄柏、薏苡仁、土茯苓、栀子、川牛膝、防己、赤芍。

(3) 肝肾亏虚

证候：骨关节疼痛日久不愈，反复发作，时轻时重，致骨节变形，筋脉拘急，肌肉萎缩，难以屈伸，腰脊疼痛，上连项背，下达髋膝，僵硬拘紧，转侧不利，俯仰艰难。或有骨蒸潮热，自汗盗汗。或腰酸肢冷，尿少便溏，或心悸气短，或头晕耳鸣，舌质淡白，或舌红少津，脉沉细，或沉细而数。

辨证要点：以关节疼痛日久，腰髋疼痛，脊柱僵硬拘紧为要点。

治法：补益肝肾，活血通络。

代表方：独活寄生汤加减。

常用药：独活、桑寄生、熟地黄、羌活、杜仲、枸杞子、土鳖虫、川芎、当归、白芍、川牛膝。

（4）瘀血痹阻

证候：曾有外伤或扭伤史，或痹病反复发作，日久入络，关节刺痛、掣痛，疼痛较剧，痛有定处或痛而麻木，不得屈伸，或关节僵硬变形，关节及周围皮色暗紫，舌体暗紫或有瘀点、瘀斑，脉细涩。

辨证要点：以关节疼痛、剧烈有定处，肿胀变形、动则痛剧、难以屈伸、舌质紫暗为要点。

治法：活血化瘀，通络止痛。

代表方：身痛逐瘀汤加减。

常用药：当归、川芎、桃仁、红花、羌独活、乳香、没药、五灵脂、川牛膝、全蝎、蜈蚣、穿山甲、炙甘草。

2. 中医外治法　中药外治主要有中药熏洗法、中药敷贴法、中药离子导入等，通过药物外用达到活血通络、祛风除湿的作用，缓解肌肉和关节韧带的紧张，加速局部血液循环，减轻静脉瘀滞，降低骨内压力，促进关节积液吸收，缓解疼痛和肿胀，从而达到改善关节功能。

（1）中药熏洗法：《内经》有云："其有邪者，渍形以为汗。"中药熏洗疗法巧妙运用这一原理，以中医药理论为指导，根据患者的症状、舌脉进行辨证组方，利用药物煮沸后产生的蒸汽熏蒸皮肤，达到开泄腠理、渍形为汗、驱邪外出的目的。值得注意的是，皮肤过敏、高血压、心脑血管疾病、局部软组织破溃、经期患者不宜采用熏洗疗法。

（2）中药离子导入疗法：中药离子导入疗法主要作用机制是通过直流电使中药离子直达病所，促进血液及淋巴液循环，改善微循环，从而加快炎症产物代谢，达到消肿止痛的作用。中药离子导入法具有药疗、热疗、穴位刺激等多重功效，作用迅速，安全性高，较易为患者所接受。

3. **针灸疗法** 针灸疗法系在中医理论中"整体观念"及"实则泻之，虚则补之"的辨证思想指导下，以针刺入人体特定穴位或以火点燃艾炷或艾条，烧灼穴位，将热力透入肌肤的特色疗法。通过针刺或艾灸刺激体表穴位，并通过全身经络的传导，来调整气血和脏腑的功能，具有疏通经络、调整气血、扶正祛邪等作用，从而达到"扶正祛邪"、"治病保健"的目的，在骨关节炎的治疗中占着举足轻重的重要地位。

针灸治疗多以关节的局部取穴为主，较常用的腧穴为膝眼、足三里、阳陵泉、血海等，辨证用穴常有阴陵泉、三阴交、肾俞、关元等。因为针灸疗法的易学易用，经济实惠以及创伤少等优势，受到广大医家病友的欢迎。

4. **推拿手法** 推拿手法具有解除痉挛、放松肌肉、松解粘连、滑利关节、协调软组织平衡、改善膝关节血供等功效。推拿疗法安全无创，无明显应用禁忌；但在施术过程中要把握适度原则，循序渐进。

5. **中成药** 中成药以剂型多样，携带便捷，服用方便，毒副作用较小，价格多样等优势，在治疗骨关节炎中起到积极作用。治疗骨关节炎的中成药很多，如抗骨质增生胶囊、壮骨关节丸、复方杜仲健骨颗粒、祖师麻片、独一味胶囊、风湿骨痛胶囊、益肾蠲痹丸、祛风止痛片、独活寄生合剂、风湿液、正清风痛宁、痹祺胶囊、强骨胶囊、通滞苏润江胶囊等等。临床上应用中成药时，应根据具体的患者实际情况，运用中医学理论辨证施治，合理选择，对症下药，方能取得良效。此外运用中成药之前，还应详细阅读药品说明书，熟知该成药的药物成分，可根据其药物成分的药性和归经，适当地选用，或联合配伍几种中成药，以取长补短，相辅相成，达到增强疗效和减少副作用的目的。

骨痹的中医调护

1. **起居调护** 本病发生多与气候和生活环境有关，平素应注意防风、防寒、防潮，避居潮湿之地。平时应注意生活调摄，加强体育锻炼，增强体质，有助于提高机体对病邪的抵御能力。

（1）避免长时间让关节固定在同一姿势，如跪坐、盘腿、蹲；避免长时间站立、行走。《素问·宣明五气篇》："久立伤骨，久行伤筋。"因为关节如果长期固定不动，会导致软骨营养不良，进而早期退化，而过度运动则造成关节的过度负荷，导致关节软骨的损伤，也会加重病情。可做骑车、散步、游泳等有氧运动，最佳的运动项目首推游泳，游泳时身体漂浮在水中，关节不承受体重，所受负荷最小。

（2）减少不合理的运动，以减少患病关节的磨损，如长时间的跑、跳、跪、蹲等，尽量避免关节负重；必要时可使用拐杖或助行器减轻关节负担。

（3）关节肿痛急性期，应注意休息，减轻关节负荷；肿痛消退后可适度关节功能锻炼，坚持每日做膝关节的屈伸和旋转运动。

（4）注意保暖，避免寒冷潮湿环境的不良刺激，注意防风、防寒、防潮；季节变换时衣服调适要留心，特别是夏季炎热时不要贪凉，避免直吹冷风或洗冷水浴等。《素问·痹论》篇："风寒湿三气杂至，合而为痹也"、"以冬遇此者为骨痹"。

2. 饮食调护

（1）宜重视补钙。应以食补为基础，要注意营养的平衡，多食奶制品（如鲜奶、酸奶、奶酪）、豆制品（如豆浆、豆粉、豆腐、腐竹等）、蔬菜（如金针菜、胡萝卜、小白菜、小青菜）及紫菜、海带、鱼、虾等海鲜类。必要时，适量补充钙剂。同时应多见阳光及补充维生素D，以促进钙吸收及转换。但是如有合并有痛风或甲状腺疾患需酌情选用。

（2）宜多食含硫的食物，如芦笋、鸡蛋、大蒜、洋葱。因为骨骼、软骨和结缔组织的修补与重建都要以硫为原料，同时硫也有助于钙的吸收。

（3）宜多食用富含胡萝卜素，黄酮类，维生素C和E以及含硫化合物的食物。

（4）宜多食含组氨酸的食物，如稻米、小麦和黑麦，组氨酸有利于清除机体过剩的金属。

（5）平素少用冰镇水果和饮料，尽量少吃辛辣肥腻食品，保持脾胃运化功能健旺，使湿邪难以存留。

（6）不宜偏食甜食。《素问·五脏生成篇》："多食甘，则骨痛而发落"，从五行相克的角度指出多食甜食易得骨病。

（7）不宜多食用茄属蔬菜，如西红柿、土豆、茄子、辣椒等，其中富含的生物碱能使关节炎症状加重。

（8）禁服铁或含铁的复合维生素。因为铁与疼痛、肿胀和关节损伤有关。

（9）肥胖患者还要注意控制饮食，减轻体重，减少关节不必要的负荷。

（10）还可根据辨证分型采取不同种类药膳：

• 三七丹参粥。用法：三七 10~15 克，丹参 15~20 克，鸡血藤 30 克洗净，加入适量清水煎煮取浓汁，再把粳米 300 克加水煮粥，待粥将成时加入药汁，共煮片刻即成。每次随意食用，每日 1 剂。功效：活血化瘀，通络止痛。主治瘀血内阻，经脉不利的关节疼痛。

• 三七炖鸡。用法：雄乌鸡 1 只，三七 6 克，黄芪 10 克，共纳入鸡腹内，加入黄酒 10 ml 隔水小火炖至鸡肉熟。用酱油随意蘸食，隔日 1 次。功效：温阳，益气，定痛。主治骨膝关节炎，证属阳气不足者。

• 猪肾粥。用法：取猪肾 1 对洗净切片，人参 6 克，核桃肉 10 克与粳米 200 克加适量水共煮成粥，随意服用，每日 1 剂。功效：祛风除湿，补益肾气。主治膝骨关节炎，证属肾气不足者。

• 防风粥。用法：取防风 12 克，葱白两根洗净，加适量清水，小火煎药汁备用；再取粳米 60 克煮粥，待粥将熟时加入药汁熬成稀粥即成。每日 1 剂，作早餐用。功效：祛风湿。主治膝骨关节炎，证属风湿痹阻者。

• 桃仁粥。用法：取桃仁 10 克洗净，捣烂如泥，加水研去渣，与薏苡仁 30 克，粳米 100 克同煮为粥，随意服用，每日 1 剂。功效：益气活血，通利关节。主治膝骨关节炎，证属气虚血瘀，阻滞关节者。

• 冬瓜薏仁汤。用法：冬瓜 500 克连皮切片，与薏苡仁 50 克加适量水共煮，小火煮至冬瓜烂熟为度，食时酌加食盐调味。每日 1 剂，随意食之。功效：健脾，清热利湿。主治膝骨关节炎，证属湿热内蕴而湿邪偏盛者。

- 葛根赤小豆粥。用法：葛根 15 克，水煎去渣取汁，赤小豆 20 克，粳米 30 克共煮粥服食，适用于颈椎病颈项僵硬者。

- 伸筋草鲴鱼汤。用法：当归 6 克，伸筋草 15 克，板栗适量，与鲴鱼一条共煮汤，食鱼饮汤。适用于颈椎病引起四肢麻木、足软无力者。

3. 情志调护　久痹疼痛不已，多易造成情志异常，表现为情志抑郁焦虑。要对患者进行骨痹健康宣教，进行情志疏导，消除患者疑虑，正确认识疾病，帮助他们树立积极战胜疾病的信心。

骨痹的转归与预后

疾病预后与感邪的轻重、患者体质的强弱、治疗是否及时以及病后颐养等因素密切相关。一般来说，痹证初发，正气尚未大虚，病邪轻浅，采取及时有效的治疗，多可痊愈。若虽初发而感邪深重，或痹证反复发作，或失治、误治等，往往可使病邪深入，由肌肤而渐至筋骨脉络，甚至损及脏腑，病情缠绵难愈，预后较差。

典型案例

1. *初诊*　患者，女性，52 岁，以"双膝关节间断疼痛 1 年余，加重 2 周"来院就诊。患者 1 年前劳累后出现双膝关节间断肿痛、酸软，劳累或受凉后加重，休息后减轻，症状逐渐加重，上下台阶及下蹲等动作活动受限。双手远端指间关节肿大，有时疼痛，僵硬，晨僵每天持续不超过 10 分钟，活动后缓解。曾在外院风湿科检查 ESR、CRP 正常，ASO、RF 及抗 CCP 抗体均为阴性，双手及双膝 X 线片显示退行性改变，诊断为"骨关节炎"，曾给予硫酸氨基葡萄糖胶囊、非甾体抗炎药等口服，服药后症状减轻，短期缓解，劳累或受凉后加重。2 周前因劳累再次出现双膝疼痛加重，服用消炎镇痛药后症状稍减轻，今来院求治。

2. *就诊时症状*　双膝关节疼痛、活动受限，下蹲及上下台阶困难，双手多个远端指间关节膨大畸形，活动受限。平素畏寒喜温，腰膝酸软，疲乏倦怠，胃纳尚可，夜寐一般，大小便正常。舌质暗淡，舌下脉络色紫暗、迂曲，苔薄白，脉弦细。

3. *中医诊断*　骨痹（肾虚血瘀证）。

4.西医诊断　骨关节炎。

5.治以补肾温阳，活血通络，方以独活寄生汤加减　熟地 20 g，仙茅 10 g，淫羊藿 10 g，狗脊 10 g，续断 15 g，杜仲 15 g，骨碎补 15 g，川牛膝 15 g，鸡血藤 30 g，地龙 10 g，土鳖虫 10 g，羌活 10 g，独活 10 g，片姜黄 15 g，威灵仙 15 g，老鹳草 15 g，桑寄生 15 g，甘草 4 g。共 14 剂，每日 1 剂，水煎服，早、晚饭后分服。

6.辅以中药熏洗外敷　当归、透骨草、伸筋草、艾叶、红花、威灵仙、海风藤、络石藤、川芎等，针刺膝眼、足三里、阳陵泉、血海、阴陵泉、三阴交、肾俞、关元等穴。

7.次诊　患者诉双膝疼痛较前有减轻，行走或上下台阶时时有疼痛，程度减轻，双手远端指间关节僵硬，屈伸不利，遇冷则加重。畏寒仍有，腰膝酸软减轻，胃纳可，二便正常。舌质暗，舌下脉络紫暗、迂曲，苔薄白，脉弦细。中药汤剂在首诊基础上减去土鳖虫，加桑枝、木瓜、桂枝、延胡索各 10 g。共 14 剂，每日 1 剂，水煎服，早、晚饭后分服。继续辅以中药熏洗外敷及针灸治疗，取穴如前。

8.三诊　双膝疼痛减轻，下蹲时有酸痛，无明显肿胀，腰酸楚改善，劳累后略有酸困，双手远端指间关节无疼痛，稍感僵硬，屈伸不利，胃欲夜寐可，大小便正常。舌质淡暗，舌下脉络紫暗、迂曲，苔薄白，脉沉细。中药汤剂在二诊基础减去羌活、地龙，加川芎 20 g、葛根 15 g。继续辅以中药熏洗外敷及针灸治疗，取穴如前。

9.四诊　双膝及双手关节无疼痛及晨僵感，腰膝酸困乏力改善，胃欲夜寐可，大小便正常。舌质淡暗，舌下脉络紫暗、迂曲，苔薄白，脉沉。停用中药汤剂，给予金匮肾气片 4 片，每日两次，强骨胶囊 1 粒，每日三次。

同病不同治，让关节不受疼痛侵袭

陈颖琪

案例与思考

胡大爷是南方人，因长居潮湿之地，62岁时患上了骨关节炎。胡大爷一直很注意自己的身体，所以决定不吃止痛药，到当地中医院进行"三法一体"的治疗，治疗后症状的明显改善让他有了信心。

"三法一体"的治疗包括：先涂搽痛痹酊在需要用皮肤针叩刺的部位（兼有局部消毒的作用）；再用皮肤针在选取与所治病证相关的穴位叩刺，采用强刺激，直到出现密集的血点；然后拔火罐5~10分钟，吸出瘀血或病气。最后贴痛痹膏药，用火烤化，贴在皮肤针叩刺部位，3天治疗一次，2次为一个疗程。如治疗部位痒、痛时取下膏药。药酒、皮肤针叩刺拔罐，膏药结合能明显改善患者疼痛症状和功能活动，且无副作用，是较好的治疗方法。

异病同治、同病异治是中医治疗疾病的重要原则，是辨证论治的精髓。同病异治是紧紧抓住疾病矛盾的主要方面，分析某个阶段的病机，然后选择适当的方法进行对证治疗。骨关节炎是一种慢性疾病，治疗的主要目的是消除或减轻疼痛，改善关节活动，增加关节的稳定性，防止畸形的发生。手术疗法主要用于疼痛症状较重、活动障碍、畸形和关节紊乱等关节功能严重受损的情况。中医情志疗法在术后快速康复理疗中扮演着重要角色，达到真正意义上的个性化治疗。

中药内服

中医认为本病的发生多由于气血不足、肝肾亏虚、风寒湿邪侵入筋骨，以致瘀滞经络，气血运行失畅，不通则痛。肾主骨，肾气盛，肾精足则骨强健；肝藏血，肝主筋，肝血足则筋脉强劲。本病常属虚实夹杂，正气虚衰是发病的内在因素，特别是中后期应健脾胃、益气血、补肝肾；可使用杜仲、桑寄生、黄芪等药。风寒湿邪是发病的重要诱因，祛风、散寒、除湿是关键，行痹以防风汤加减，痛痹以乌头汤加减，着痹以薏苡仁汤加减，热痹以桂枝芍药知母汤加减。

中医导引

中医功法导引是通过自身意识作用来优化身心的锻炼方法。针对骨关节炎这类疾病，可选取适宜的形体锻炼、呼吸锻炼和意念锻炼三位一体功能训练方式帮助患者宁心安神、调节情志，内调五脏，外通四肢、筋骨、肌肉，最大限度地发挥人体的潜能。从而改善患者关节周围的气血循环，促进软骨新陈代谢，加速滑液的分泌和吸收，清除关节内的致痛物质，缓解关节疼痛，增强受累关节肌力。

本体感觉训练

关节软骨的磨损，炎症反应会导致受累关节感觉信息反馈和神经肌肉控制的改变。本体感觉与功能关系密切，骨关节炎患者本体感觉下降会使有关肢体位置觉、肌肉力量、关节稳定的信息缺失，导致行动缓慢，动能性活动下降。中重度患者应注重进行本体感觉的训练，每周 3 次，6 周为一个疗程，一侧肢体训练 20 分钟，同时进行本体感觉测试结果的跟踪以评估训练效果。

情志疗法

许多骨关节炎患者，特别是在手术后，患者会出现焦虑、抑郁甚至狂躁的症状，这些并发症状的出现应该引起足够重视。在对患者进行宣教，使其对自身疾病有一个正确认识的同时，教育患者消除或避免致病或加重病情的因素，提高患者主动配合术后康复治疗的意识和信心。情志疗法应融入整个治疗过程中，有助于减轻患者的应激反应，使患者处于接受治疗的最佳心理状态，保证心理健康与治疗同样重要。

拥有强大的股四头肌可降低膝骨关节炎发生的风险，股四头肌力量中等和强大的女性髋关节或膝关节发生骨关节炎的风险分别降低了55% 和64%。存在关节对位不正、关节松弛的女性，不建议进行股四头肌力量训练。

简易有效的中医外治疗法

赵媛媛

关节扭伤类的急性运动系统损伤除了疼痛还常伴发一些后遗症，急性扭伤后最好的处理措施就是制动，但如果没有条件长时间地休息制动，势必会留下后遗症。若恢复不好，关节附近的筋和软组织处于"瘢痕"状态，久而久之累及关节内部，就变成了关节炎，此时，相对于手术，中医外治疗法是比较明智的选择。

中医外治疗法，与针灸、推拿、内服汤药并齐。随着传统医药的发展和加工技术的进步，中医外治疗法在医学临床应用越来越广。相对于手术治疗，它具有使用方便、无创无痛、药力直达病灶、并发症少等优势。中医外治药物通过提升患者皮肤温度，使大量中药离子通过皮肤进入体内，促进血液和淋巴循环，进而增加局部血流灌注，同时药物通过皮肤吸收渗透到穴位，起到疏通经络、活血化瘀、调和气血的作用。

1. 外用药物　应用于伤患局部的药物。

（1）敷贴药：是将药物制剂直接敷贴在损伤局部，直接发挥作用的一种外治法。用于治疗损伤，可坚骨壮筋，舒筋活络；用于治疗寒湿，可祛风、散寒、除湿；用于治疗溃病伤口，可祛腐拔毒。

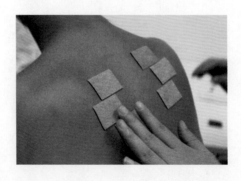

（2）涂擦药：可直接涂擦于伤处或在施行理筋手法时配合使用，常用的方法有活血酒、舒筋止痛水等，可以起到活血止痛、舒筋活络的作用。

（3）熏洗湿敷药：热敷熏洗是治疗肌肉损伤和骨关节炎的常用方法，对于强直痉挛、酸痛麻木或者兼夹风湿者具有良好的治疗效果，湿敷洗涤多用于关节受风寒湿邪侵袭者。

（4）热熨药：选用温经驱寒、行气活血的药物，加热后用布包裹，热熨患处，借助其热力作用局部，适用于关节局部损伤造成的陈旧性关节炎和风湿痹痛等。

2. 艾灸疗法　艾灸是通过产生的热量刺激体表穴位或特定部位，通过激发经气的活动来调整人体紊乱的生理功能，从而达到防病、治病目的。艾灸作为保健医疗和绿色疗法的趋势日益攀升，成为现今人们保健消费的热点。

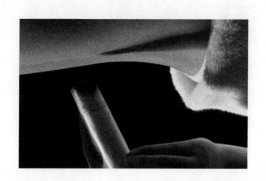

3. 针刀疗法　针刀疗法是介于手术疗法和非手术疗法之间的闭合性松解术，根据慢性软组织损伤的新理论。针刀疗法的优点是治疗过程操作简单，不受任何环境和条件的限制；治疗时切口小，不用缝合，不易引起感染，无不良反应；患者无明显疼痛，术后无须休息；每次治疗时间短，疗程不长，患者易于接受。

4. 功能锻炼　功能锻炼即自我行为疗法，是通过强化自身的健康意识来优化身心的锻炼方法。古代的功法有"太极""八段锦""易筋经"等。这种锻炼方法可以达到生理与心理的统一。

小贴士

- 骨关节炎的患者可以在家自行艾灸阳陵泉穴。
- 阳陵泉穴有"筋会"之称，可治疗下肢痿痹麻木以及酸痛胀痛等。
- 艾灸时可先用手感受艾灸燃烧的温度，以不烫为宜。每日艾灸 1 次，每次 30 分钟。

阳陵泉穴

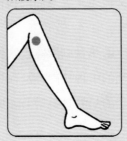

位于膝盖外侧
膝盖骨斜下方
胫骨突出部位
下方的凹陷处

传统医学的瑰宝——针灸推拿

赵媛媛

案例与思考

患者，女性，58岁。前一阵子走路走多了，最近总是关节痛，上下楼时痛，走路痛，坐久了站起来也痛，真是痛苦不堪。她认为可能是自己累到了，但休息几天后还是隐隐作痛，尤其是阴雨天气更痛，于是来到了社区医院中医针灸科就诊。医生听闻李阿姨的病情后，取内外膝眼、血海、阳陵泉、足三里等穴位用针灸疗法，并结合推拿等治疗了两个疗程，顿时感觉轻松多了，关节酸痛减轻了好多。

李阿姨这个案例充分体现了中医治疗慢性疼痛性疾病的天然优势。据相关研究证实，针灸在镇痛方面效果显著，是一项代替药物疗法的副作用较小的"绿色"疗法。

针灸镇痛

针灸疗法是祖国传统医学的重要组成部分，有其独特的理论基础，通过穴位的针刺和手法运用来达到治疗疾病的目的。目前已经通过临床证实，针灸的即时效应和镇痛效应较其他中医疗法优势明显，得到了患者的广泛认可。针灸治疗骨关节炎等疾病的主要作用机制是舒经通络、行气活血、镇痛解痉。

临床上，常根据辩证选择近治和远治作用的穴位，有时也选择阿是穴来治疗疾病。阿是穴的命名是如何而来呢？古人在针灸治疗时，躯体上往往有些明显的压痛点，却不是穴位所在。往往在按压这些区域时患者会因痛大喊"啊"，然后医者问是不是这里，患者说"是"，久而久之，这些非传统穴位的压痛点，就被称之为"阿是穴"。

治疗骨关节炎时如何选穴呢？治疗膝骨关节炎时，常取血海穴、梁秋穴、内外犊鼻穴、阳陵泉、阴陵泉、足三里等穴位，选取这些穴位的主要原理就是近治作用结合远治作用。治疗肘骨关节炎时，可取曲池穴、曲泽穴、手三里穴、天井穴、外关穴、尺泽穴等。

如果发现骨关节炎的早期症状，应该如何应对？可以选择传统医学的针灸治疗；也可以寻求骨伤科医生的帮助；还可以选择另一种更加简便易行的治疗——中医推拿。

推拿按摩

中医按摩的历史悠久，在远古时期，我国就有了按摩推拿的医疗活动。当人们在劳动中遇到损伤而发生疼痛时，本能地会用手按摩推拿痛处，这些原始的手法可以让疼痛减轻。经过长期的实践总结，按摩推拿逐渐发展成为中医的传统治疗方法。

推拿是指在人体的经络，穴位用推、拿、揉、捏等手法进行治疗。主要作用是舒经活络、理筋复位、解除粘连、调和气血。

推拿是简单易行的治疗方法，患者在家亦可自行练习操作。平时我们最常用到的有以下手法。

（1）按法：利用指尖或指掌，在患者身体适当部位，有节奏地一起一落按下，叫作按法。

（2）摩法：摩，就是抚摩的意思。用手指或手掌在患者身体的适当部位，给以柔软的抚摩，叫作摩法。

（3）拿法：用手把适当部位的皮肤，稍微用力拿起来，叫作拿法。

（4）揉法：用手贴着患者皮肤，做轻微的旋转活动的揉拿，叫作揉法。

（5）捏法：在适当部位，利用手指把皮肤和肌肉从骨面上捏起来，叫作捏法。捏法和拿法，有某些类似之处，但是拿法要用手的全力，捏法则着重在手指上；拿法用力要重些，捏法用力要轻些。

• 对常见的膝骨关节炎可通过按摩足三里的方法来防治。俗语说，"常按足三里，胜吃老母鸡"，足三里是中医常用的保健要穴，是"足阳明胃经"的主要穴位，具有强身健体的作用，按揉足三里可以调节机体的免疫力，增强抗病能力，健脾养胃，补中益气。上午 7~9 点是胃经最旺盛的时间，此时按摩能更好地促进机体的新陈代谢。

• 对肘关节的骨关节炎可按摩曲池穴。曲池穴是大肠经的合穴，具有治疗上肢不遂、肘关节疼痛等作用。

• 腕关节的骨关节炎，常取外关穴。

• 踝关节的骨关节炎，常取丘墟穴、昆仑穴。

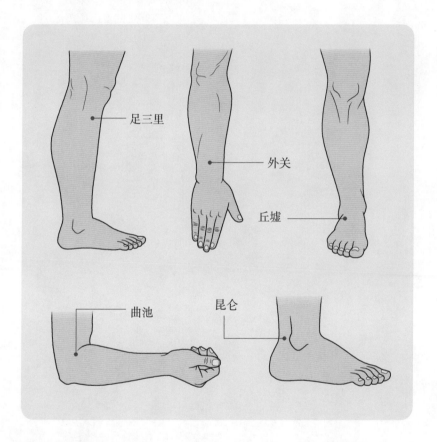

足三里

外关

丘墟

曲池　　昆仑

小贴士

• 骨关节炎患者日常通过自我运动疗法，可增加关节周围肌力。膝骨关节炎的患者可早晚抬腿 30 次，锻炼股四头肌。

• 感冒以及肩颈部不适可以按摩风池穴预防感冒和缓解疼痛。

• 头疼可以按摩太阳穴以及头部其他压痛点来缓解放松。

骨关节炎的食疗

吃出来的骨健康

中医对骨关节的独特保健作用

陈颖琪

对于骨关节炎来说，除了必要的理疗、药物治疗外，中医食疗亦不失为一种独特的保健疗法，在治疗疾病的同时还可以一饱口福。骨关节炎患者于内肝肾不足、经络痹阻，于外则筋骨失和，多起病于中老年，由于气血虚衰、血滞经涩，易受风寒湿侵袭或痰瘀留滞经络，气血行更失其畅，发为筋骨之痹，痹久亦可成痿。骨关节炎病程漫长，故在食疗方面，宜益肾健骨、疏通经络、强筋止痛为主；而在标"痹"突出阶段，宜于祛风、散寒、除湿、活血为主。

饮食应该注意合理主、副饮食搭配。

• 面、米、杂粮等本类食物中含有大量淀粉、多种维生素（以 B 族为主）以及钙、磷等成分，其中黄豆还含有丰富的优质蛋白质、大量不饱和脂肪酸等营养成分，擅长补脾益气，长期食用可养脾胃，生气血，滋补后天之本。

• 钙是骨基质原料，多食对骨关节炎有修复作用。

• 维生素 D 还可以促进钙的吸收，防止钙流失，肉食选择鸡肉、鸽肉等，此类食物中富含优质蛋白质、脂肪，钙、磷、铁、镁、维生素 A/B 族类、维生素 C、维生素 E、烟酸等成分，均能补益精气，适宜于骨关节炎患者食用。

• 蔬菜选择韭菜、平菇、蘑菇、猴头菇等，含有挥发油、硫化物、胡萝卜素、维生素 B、维生素 C、纤维素等成分，都有补肾助阳的功效，适于膝关节酸痛、无力等症状。

• 水果选择无花果、大枣等，多数含有有机酸、胡萝卜素，钙、磷、铁等成分，其性味均偏甘温，有养血补肾的功效。

所以，做好饮食护理，配合患者的治疗是极其有利的。

食疗药膳第一则

黑豆枣杞汤

材料：黑豆 30 g，小红枣 30 g，枸杞子 10 g，桑寄生 10 g，盐适量。

做法：桑寄生用水煮取汁，去掉药渣；将洗净的黑豆、小红枣、枸杞子放入汤药中，待豆煮烂即可。

功效：补肝肾，益脾气，强筋骨，祛风湿。对于骨关节炎、关节酸痛、关节肿胀、活动不利的病症有治疗作用。

知识点：《本草备要》中记载桑寄生补筋骨，散风湿，苦坚肾，助筋骨而固齿长发；现代药理学研究表明桑寄生具有一定镇痛作用，可缓解关节的酸胀疼痛。《神农本草经》中记载久服枸杞子坚筋骨，乃平补之药；黑豆低热量、高蛋白质，富含黑豆色素及黑豆多糖，有助于清除自由基，抗氧化，其中多糖成分还可促进骨髓组织的生长，具有刺激造血功能的再生作用；具有补肾健脾的作用。

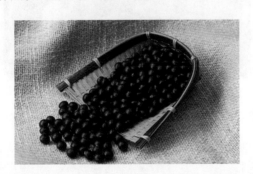

推荐一日菜谱 ————————

早餐：蒸杂粮（淮山药、紫薯、芋头）、纯牛奶 1 杯、草莓 100 g。
午餐：黑豆枣杞汤、凉拌雪里蕻、香菇炖鸡、米饭。
晚餐：松仁玉米、豆腐白菜、米饭。

食疗药膳第二则

板栗烧牛筋

材料：板栗 200 g、牛蹄筋 250 g、调料适量。

做法：板栗剥去硬壳，牛蹄筋清水泡发洗净。锅中放玉米油 50 g，烧热后，爆香葱段、姜粒，下蹄筋小炒，再加水、料酒、酱油各适量，放入板栗同烧，用小火焖煮 2 小时，直煮至蹄筋软烂即成。

功效：本品有补肾壮骨、补肝强筋、健腰膝、利关节的功效。适宜于老年腰膝无力、关节疼痛的骨关节病。

知识点：唐代孙思邈说："栗，肾之果也，肾病宜食之。"《本草纲目》中指出："栗治肾虚，腰腿无力，能通肾益气，厚肠胃也。"板栗含胡萝卜素，是花生的 4 倍；含维生素 C，是花生的 18 倍；还富含维生素 E。这些天然抗氧化成分，有抗骨骼老化的功效。板栗所含蛋白质、钙、磷又能直接壮骨，防止骨质退化。所配牛蹄筋富含胶原蛋白，能修复因增龄引起的关节软骨老化造成的损伤。

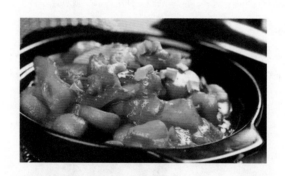

推荐一日菜谱

早餐：枸杞桑葚粥（枸杞子、桑葚各 25 g，粳米 100 g）、葡萄 100 g。
午餐：板栗烧牛筋、蒜泥西兰花、五谷饭。
晚餐：凉拌木耳、西红柿炒鸡蛋、黑米饭。

食疗药膳第三则

紫豆烧海参
材料：紫豇豆 50 g、紫土豆 100 g、水发海参 100 g。
做法：紫豇豆洗净用清水泡发；紫皮土豆洗净连皮切成块。海参发涨切成小块，入锅加水煮至熟软，再加入紫豇豆、紫土豆一起烧，加食盐少许，烧至豆软烂即成。

功效：本品有调整软骨代谢、增加关节滑液的功效，适宜于骨关节炎患者常吃。

知识点：紫豇豆、紫土豆含花青素，花青素的抗氧化作用比维生素E强50倍，能清除损伤关节软骨的自由基，防止关节及血管中的胶原蛋白分解，抗软骨的增龄老化；紫土豆还含黏液蛋白，有氨基葡萄糖的作用，可促进关节滑液分泌；海参性味甘、咸，性温，无毒；富含胶原蛋白和硫酸软骨素、十八种氨基酸、黏多糖等成分，可直接调整软骨代谢。

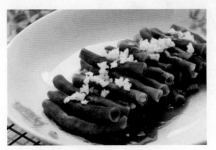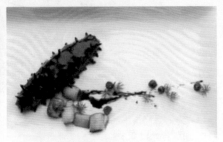

推荐一日菜谱 —————————

早餐：桃仁粥（桃仁 10 g、薏苡仁 30 g、粳米 100 g）、龙眼 100 g。

午餐：紫豆烧海参、清炒菠菜、五谷饭。

晚餐：韭菜炒鲜虾、芦笋炒蘑菇、黑米饭。

食疗药膳第四则

杜仲猪腰

材料：杜仲 15 g、猪腰 1 对、独活 15 g、桑寄生 5 g、秦艽 12 g、当归 10 g、川芎 10 g、淫羊藿 15 g

做法：杜仲等中药淘洗干净，将猪腰剖开，去脂膜洗净，切成片。将全部中药入砂锅加水煎煮，大火煮沸后加入料酒 15 g，再小火煎 20 分钟，倒出药液，再加水煎煮如前法。合并两次药液入锅，加入猪腰片，再加葱、姜和盐少许，煮熟即成。

功效：本品有补肝肾、强筋骨、除寒湿、活血止痛的功效。适宜于腰椎骨质增生、腰椎间盘突出，以腰痛为主的骨关节病。

知识点：肾主骨，肾强则可防止骨和关节的退行性变，杜仲、桑寄生是中医补肾壮骨、专治肾虚腰痛的佳品，配淫羊藿可增加补肾壮阳之力。独活、秦艽祛风散寒除湿，当归、川芎活血止痛，猪腰性味甘咸、性平，入肾经，有补肾、强腰、益气的作用，血脂偏高及高胆固醇者不宜食。

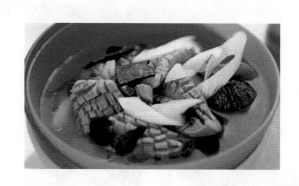

推荐一日菜谱

早餐：虾皮馒头 200 g、黄豆浆 1 杯、大枣 5 枚。

午餐：杜仲猪腰（饭前喝）、彩椒炒平菇、芹菜牛肉、米饭。

晚餐：杜仲猪腰（饭前喝）、蒸蛋羹、清炒油麦菜、米饭。

食疗药膳第五则

花生炖猪蹄

材料：生花生 100 g、生猪蹄 1 对

做法：将花生淘洗干净，将猪蹄洗净入砂锅，加水煮沸后，加入料酒 10 g，下花生仁，小火炖至猪蹄烂熟、汤浓稠即成。吃时加酱油、醋少许调味。

功效：本品有壮骨护骨、滑利关节的功效，适宜于老年妇女的骨关节病。

知识点：花生味甘，性平，归脾、肺经；富含白藜芦醇，比葡萄高 100 倍，有类植物雌激素样作用。可以显著增加成骨细胞的基因和蛋白，能保护成骨细胞，防止骨质疏松，对关节软骨尤有保护作用，能减

少软骨萎缩；猪蹄富含胶原蛋白，能修复软骨损伤，防止关节软骨因增龄而老化。所以猪蹄配花生对骨关节病有防治作用，但胃肠及消化功能较弱者不宜食用。

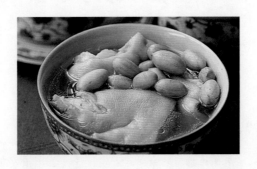

推荐一日菜谱

早餐：杂粮面包 200 g、白煮蛋 1 个、坚果 80 g、水果 100 g。
午餐：花生炖猪蹄、椒丝腐乳通菜、五谷饭。
晚餐：百合茯苓核桃饼、大蒜紫甘蓝。

小贴士

- 骨关节炎属于慢性疾病，其发生发展过程主要涉及脾肾，故食疗应以健脾益肾健骨为主。
- 在饮食上应清淡、少吃含草酸高的食物，如菠菜、番茄、芹菜等，草酸能与钙结合形成草酸钙，减少钙的吸收。
- 饭后半小时再吃水果，餐后马上吃水果不利于钙的吸收。
- 中医认为黑色入肾，多食板栗、猪腰、黑豆等可补肾精，肾主骨，搭配通经络、强筋止痛的中药材烹煮作为日常食疗对骨关节炎患者是有利的。

痛风的饮食管理

陈海冰

远离骨关节炎，健康活过 100 岁

　　痛风是由于人体尿酸长期异常升高引起的疾病，而尿酸的升高与人体从饮食中摄取的嘌呤类物质多少密切相关。痛风（高尿酸血症）患者的饮食应该关注以下问题。

　　1. 能放心多吃的食物　低嘌呤含量食物，嘌呤含量在 30 mg/100 g 以下，可放心食用。

　　包括奶类（牛奶、奶酪）；各种蛋类（鸡蛋、鸭蛋、鹅蛋、鹌鹑蛋、鸽子蛋等）；浅色叶菜（大白菜、圆白菜、娃娃菜等）；根茎类蔬菜（土豆、芋头、甘薯、萝卜、胡萝卜等）；茄果类蔬菜（番茄、茄子、青椒）；瓜类蔬菜（冬瓜、丝瓜、黄瓜、南瓜等）；各种水果；各种粮食（大米、白面、小米、玉米等）。

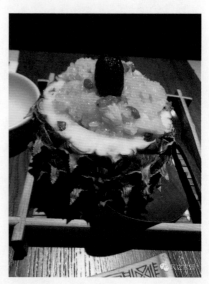

　　2. 需要控制进食量的食物　中高嘌呤食物，嘌呤含量在 75~150 mg/

100 g（在急性发作期不能食用）。

包括各种畜肉（猪、牛、羊、鹿等）；禽肉（鸡、鸭、鹅、鸽子、鹌鹑、火鸡等）；部分鱼类（鲈鱼、鲤鱼、鲫鱼、鳗鱼、鳝鱼等）；甲壳类（牡蛎肉、贝肉、蚌肉、螃蟹等）。

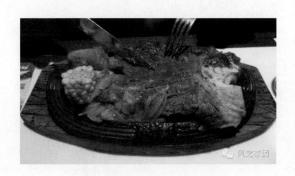

3. 不能吃的食物　超高嘌呤食物，嘌呤含量在 150 mg/100 g 以上。

包括各种动物内脏（肝、肾、脑、脾等）；部分水产品（沙丁鱼、凤尾鱼、鱼子、小虾等）；浓肉汤、浓鱼汤、海鲜火锅汤和羊肉火锅汤等。

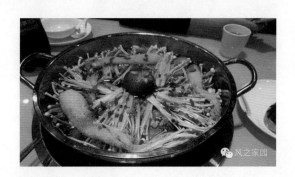

4. 烹调中减少嘌呤含量的小窍门

（1）鱼肉类：嘌呤为水溶性物质，在高温下更易溶于水。所以，痛风患者在食用鱼类、肉类食物时，可先用沸水汆过后再烹饪，这样就能减少此类食物中的嘌呤含量，同时也减少了热量。

（2）调味品：痛风合并高血压患者因要限制盐和食用油的摄入而使菜肴清淡乏味，可通过葱、姜、蒜、胡椒和麻油等调味品提升食物的鲜香度，改善口感。

（3）烹饪厨具：痛风患者在饮食方面必须控制每日所摄入的总热

量，均衡各种营养成分的比例。使用微波炉或不粘锅可避免因食用油过量而造成的热量过多，同时也可减少食物维生素的丢失。烤箱既能除去多余的油以降低热量，又能烤出香喷喷的美食。此外，烤鱼或烤肉时在盘底铺上铝箔，用吸油纸吸去溶出的嘌呤和油，亦可降低食物中的嘌呤含量和热量。所以，对痛风患者而言，微波炉、不粘锅和烤箱是理想的烹饪厨具。

小贴士

痛风患者千万不能喝火锅涮汤。因为火锅汤久沸不止、久涮不换，肉类、海鲜类中所含嘌呤多溶于汤中，其嘌呤浓度远远大于食物本身的含量。

远离骨关节炎，健康活过 100 岁